うし先生と学ぶ
「循環器×臨床推論」
が身につく
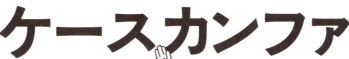
ケースカンファ

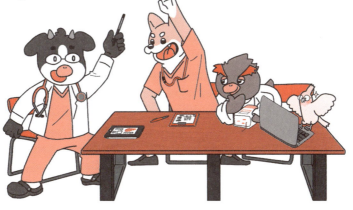

著　　**上原拓樹**　北海道大学大学院医学研究院 循環病態内科学教室
監修　**佐藤宏行**　東北大学病院 循環器内科

医学書院

> **謹 告**
>
> 　本書に記載されている治療法に関しては，出版時点における最新の情報に基づき，正確を期するよう，著者ならびに出版社は，それぞれ最善の努力を払っています．しかし，医学，医療の進歩から見て，記載された内容があらゆる点において正確かつ完全であると保証するものではありません．
>
> 　したがって実際の治療，特に新薬をはじめ，熟知していない，あるいは汎用されていない医薬品の使用にあたっては，まず医薬品添付文書で確認のうえ，常に最新のデータに当たり，本書に記載された内容が正確であるか，読者御自身で細心の注意を払われることを要望いたします．
>
> 　本書記載の治療法・医薬品がその後の医学研究ならびに医療の進歩により本書発行後に変更された場合，その治療法・医薬品による不測の事故に対して，著者ならびに出版社は，その責を負いかねます．
>
> 　　　　　　　　　　　　　　　　　　　　　　　　　　　　株式会社　医学書院

上原 拓樹（うえはら ひろき）

2015年北海道大学医学部卒業．勤医協中央病院で初期研修を修了．2017年より同院循環器内科に所属．循環器診療と研修医教育を行う傍ら，SNSで「うし先生」として初学者向けの情報を発信．2024年より北海道大学大学院医学研究院循環病態内科学教室．

日本内科学会総合内科専門医
日本循環器学会認定循環器専門医
日本不整脈心電学会認定不整脈専門医
日本心血管インターベンション治療学会認定医
日本周術期経食道心エコー認定委員会認定医

うし先生と学ぶ
「循環器×臨床推論」が身につくケースカンファ

発　行	2025年3月15日　第1版第1刷Ⓒ
著　者	上原拓樹
監　修	佐藤宏行
発行者	株式会社　医学書院
	代表取締役　金原　俊
	〒113-8719　東京都文京区本郷1-28-23
	電話　03-3817-5600（社内案内）
印刷・製本	真興社

本書の複製権・翻訳権・上映権・譲渡権・貸与権・公衆送信権（送信可能化権を含む）は株式会社医学書院が保有します．

ISBN978-4-260-05785-1

本書を無断で複製する行為（複写，スキャン，デジタルデータ化など）は，「私的使用のための複製」など著作権法上の限られた例外を除き禁じられています．大学，病院，診療所，企業などにおいて，業務上使用する目的（診療，研究活動を含む）で上記の行為を行うことは，その使用範囲が内部的であっても，私的使用には該当せず，違法です．また私的使用に該当する場合であっても，代行業者等の第三者に依頼して上記の行為を行うことは違法となります．

JCOPY〈出版者著作権管理機構　委託出版物〉
本書の無断複製は著作権法上での例外を除き禁じられています．複製される場合は，そのつど事前に，出版者著作権管理機構（電話 03-5244-5088，FAX 03-5244-5089，info@jcopy.or.jp）の許諾を得てください．

はじめに

こんにちは，うしです．この度は本書を手に取っていただきありがとうございます．

2024年5月に出版した「**循環器病棟の業務が全然わからないので、うし先生に聞いてみた。**」は，おかげさまで研修医だけでなく循環器に関わる多くの方に読んでいただくことができました．この本は日常で研修医の先生に指導をするにあたり，**私はこう教えたらわかりやすいと思う（あるいは，私が研修医や専攻医のときにこう教えてほしかった）**という循環器のコツを1冊で表現したものです．中には「苦手な指導医の対処法を教えて（泣）」など，あまり大きな声では言えないような（でも実臨床ではとっても大事!?）循環器以外の内容も混ぜています．

私は前職の市中病院（札幌市東区にある勤医協中央病院）に研修医から医師9年目まで勤めており，2024年4月から現在の大学病院に異動になりました．勤医協中央病院で研修医への循環器の指導以外にもう1つ力を入れていたことが，**臨床推論のレクチャー**です．当時は2週間に1回，私が経験した症例をもとに「ヒヤリハットカンファレンス」という名前で参加型の臨床推論の学習会を開催していました．ヒヤリハットとは，「危ないことが起こったが，幸い事故には至らなかった事象」を指します．実際のカンファレンスでは，ヒヤリハットに限らず，教訓的な症例を臨床推論（診断学）の形式で研修医の先生と一緒に学びました．**この「教訓的」というのは，必ずしも病態だけでなく，患者さん個人の考えや施設などの社会的な事情も含みます**．例えば，「尿路感染症疑いの発熱」症例を1つとっても，症状やバイタルサインだけでなく，患者さんの希望（「できれば外来通院をしたい」など）や施設の状況（急性期病院か慢性期病院か，エコーやCTは夜間施行可能かなど）で方針は大きく変わります．また，私は初期研修以降は循環器内科に所属していたため，循環器に関係する症例が多いですが，その中身は必ずしも循環器疾患とは限りません．言い方を変えると，**循環器内科の視点だからこそ診断できた非循環器疾患もあれば，循環器内科が初期診療にあたったが実際は非循環器疾患であった症例も多数ある**ということです．
これらの経験から，今回は「**循環器×臨床推論**」をテーマに，実際の症例（一部は私の執筆したCase report）をもとに，**日中と夜間に分けて24症例をカンファレンス形式で提示**しました．能動的に読み進められるように途中で設問を付けていますが，診断がやや不明瞭であったり，解答（回答）が1つではないものもあるかもしれません．ただ，実際の循環器診療をもとに，総合的な思考をしていただくため，あえて「臨床のリアルな感じ」を残すことにいたしました．

本書を執筆するにあたり，佐藤宏行先生（東北大学病院 循環器内科）にご監修いただきました．また各症例のアドバイザーとして，湯野暁子先生（勤医協中央病院 糖尿病内分泌内科），松本巧先生（勤医協苫小牧病院 膠原病科），井上智之先生（脳神経センター大田記念病院 脳神経内科），市川貴也先生（北海道大学病院 血液内科），上杉淳先生（製鉄記念室蘭病院 消化器内科）には，各専門科の視点でご指導いただきました．先生方にはこの場を借りて深く御礼を申し上げます．
また前回同様，うし先生に加えてかわいらしい動物（先生）のイラストを，ば太郎さんに描いていただきました．このような執筆の機会をくださった医学書院の方にも大変感謝しております．

最後に，ぜひ本書を通して「循環器×臨床推論」の考え方を養っていただき，少しでも皆さまの日常診療に役立てていただけることを願っております．

2025年2月

「うし先生」こと
上原 拓樹

はじめに iii

本書の使い方・登場人物（動物）紹介 vii

1章
ケースカンファレンス（日中編） 1

Case1
ST 上昇を伴う胸部絞扼感──カテ室まで何分ですか? 2

Case2
心不全を伴う大動脈弁狭窄症──手術? TAVI? それとも…… 8

Case3
心膜液を伴う心不全──ドレナージしますか? 16

column ゴロを覚えて効率よく病歴聴取しよう 23

Case4
足が黒いんです──緊急 EVT は要りますか? 24

column ヒヤリハットはいつ発生するか? 31

Case5
SLE に合併した感染性心内膜炎──準緊急手術ですか? 32

Case6
無症状の心電図異常──それでもカテ室に行きますか? 38

Case7
循環器内科から紹介の全身性浮腫──心不全ではないですか? 44

Case8
難治性胸水を伴う息切れ──利尿薬? 胸水穿刺? それとも…… 54

Case9
心不全で通院中の腰痛── ACP はどうですか? 62

column 検査の目的と方針を明確にしよう 69

Case10
脳外科から紹介の肝障害──うっ血肝ですよね? 70

Case11
急性の心窩部痛──学会発表しませんか? 78

2章
ケースカンファレンス(夜間編) 87

Case12
心不全の心膜液, どう考えますか? 88

Case13
QT 延長を伴う肺水腫──全然心不全に見えません…… 94

Case14
少し変わった虚血性心疾患──論文投稿しませんか? 102

Case15
入院中の心肺停止── V-A ECMO 入れましたが…… 110

Case16
ST 上昇を伴う胸部絞扼感──冠動脈はキレイなのですが…… 118

Case17
循環器病棟のちょっと不明熱──のぼせただけですよね? 126

column 疾患を診断したら, その原因を考える 133

Case18
VT vs SVT ──その背景には…… 134

Case19
再発性の下腹部痛──消化器内科紹介でいいですよね? 142

v

column 症例報告のススメ⋯⋯⋯⋯⋯⋯⋯⋯⋯⋯⋯⋯⋯⋯⋯⋯⋯⋯⋯149

Case20
尿路感染症入院中の胸痛──念のため緊急カテしますか?⋯⋯⋯⋯150

column 循環器内科の魅力──内科医としての臨床推論⋯⋯⋯⋯157

Case21
肺炎入院中の胸痛──カテすれば良いですよね?⋯⋯⋯⋯⋯⋯158

Case22
徐脈を伴う一過性意識消失──ペースメーカで良いですよね?⋯⋯166

Case23
喘息既往の突然の喘鳴──何かヒヤリとすることありましたか?⋯⋯172

Case24
突然発症の下腹部痛──まさか繰り返さないですよね?⋯⋯⋯⋯180

症例リスト⋯⋯⋯⋯⋯⋯⋯⋯⋯⋯⋯⋯⋯⋯⋯⋯⋯⋯⋯⋯⋯⋯⋯⋯⋯⋯⋯187

索引⋯⋯⋯⋯⋯⋯⋯⋯⋯⋯⋯⋯⋯⋯⋯⋯⋯⋯⋯⋯⋯⋯⋯⋯⋯⋯⋯⋯⋯⋯188

ブックデザイン　加藤愛子(オフィスキントン)
イラスト　ば太郎

本書の使い方

- 本書は循環器に関連するケースカンファレンスを紙面上で再現したものです．実際の症例をもとにしていますが，個人情報に配慮し，適宜改変などを行っております．
- 症例冒頭に，おおまかに難易度を付しています（★研修医，★★専攻医，★★★専門医レベル）．
- 能動的にお読みいただけるよう，プレゼンターのうし先生が **Q**（問題）を提示します．問題集ではありませんが，自分もカンファレンスの参加者になった気分で，考えながら読み進めてください．
- Qの提示後にはうし先生が暫定的な **A**（解答）を提示しますが，あくまでこれはその場で選択された対応・判断です．振り返っての正しい対応は，必要に応じて「症例の振り返り」で提示されます．

「A（解答）」の例

その通り！　なので初期対応で優先度が低いのは❺血液培養でした．もちろん敗血症による意識障害のこともあり，その場合は早期の血液培養と広域抗菌薬投与が必要となるけど，発熱や炎症反応上昇がなければまずは他の原因を検索するよね．血液培養そのものの結果は早くても半日以上かかるし．

「症例の振り返り」の例

　最後に造影所見では，一般的な動脈硬化性病変にしては，病変が限局的で平滑な印象を受けます（図3'）．この際にIABPを挿入せずにIVUSを先行していたら，イメージングでの偽腔像から急性大動脈解離の存在に気がつけたかもしれません（大動脈解離に対してIABPは禁忌のため，今回は挿入するべきではありませんでした．IVUSを先行した場合，最小限の造影剤使用に留めて，冠動脈病変にステント留置を行い，ただちにCTへ移行することが良いと考えます）．難しい症例ですが，Q2では❺血管の解離を想定し，IVUSで確認するのが最善だったと考えます．

登場人物（動物）紹介

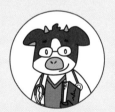

うし先生

10年目の指導医．
循環器専門医で，研修医指導が日課．基本的に優しいが，当直明けは機嫌が悪い．すぐにふざけて，いぬ先生に怒られる．

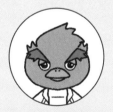

ぺん先生

4年目の内科専攻医．
昨年1年間は外部のハイボリュームセンターで修行をしていた．真面目で勉強熱心．ややイキリぎみ．たまに地雷を踏む．

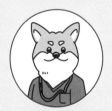

いぬ先生

研修医1年目．
熱意はあるが知識や経験はまだまだ．うし先生にムチャブリな質問をしがち．いまのところ循環器に進む予定はナシ．

1章 ケースカンファレンス
日中編

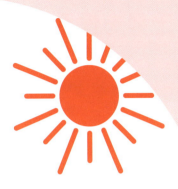

本章で扱う症例は，実際の症例をアレンジした症例です．
以下のように，一般市中病院の日中での診療を想定しています．

- ☑ 病院の規模は450床の総合病院で，各専門科を配置．
- ☑ 検査は，技師による心エコー検査（測定含む）や造影CTなどを緊急で施行できる．
- ☑ 核医学検査は実施可能だが，心臓MRIは実施できない．
- ☑ 治療はPCIやアブレーションなど一般的なカテーテル治療が可能．ハイブリッド手術室はない．心臓外科医は常勤医2名のため，一般的な開心術は可能だが緊急手術は実施できないことがある．
- ☑ 各専門科が院内に待機しているため，いつでも相談は可能．

Case1

難易度 ★★★

ST 上昇を伴う胸部絞扼感
カテ室まで何分ですか?

症例　　54歳男性．胸部絞扼感．
現病歴　突然の胸部絞扼感を主訴に当院救急搬送となった．
既往歴　高血圧症．
内服薬　アムロジピン 5 mg/日．
バイタル　血圧 88/62 mmHg，脈拍 55 回/分，整，呼吸数 24 回/分，SpO_2 100％（リザーバー付きマスク 6 L/分投与），体温 36.5℃．
現症　　発汗著明で末梢冷感あり．
検査　　心電図（図1）とポータブルでの胸部 X 線（図2）を施行．ベッドサイド心エコーでは前壁から側壁の壁運動障害あり．心膜液や flap，有意な弁膜症は指摘できず．血液検査を施行（結果未着）し，鎮痛薬としてブプレノルフィン（レペタン®）を静注．

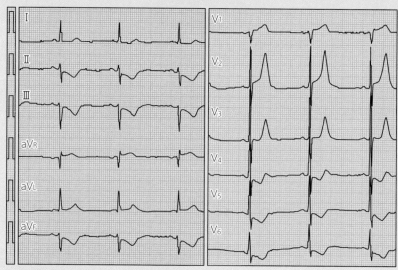

図1　心電図（来院時）

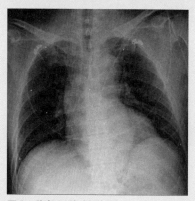

図2　胸部 X 線（来院時）

まずはシンプルな症例から一緒に振り返ろう．患者さんはかなり苦しそうで情報収集は難しいけれど，ここまでの情報から次のアクションを考えようか！

Q1 初期対応はどうしますか？

❶ 急性心不全を疑い，フロセミドを静注
❷ ACS[i] を疑い，緊急 CAG[ii]
❸ 循環不安定な心原性ショックとして，気管挿管を行い，IABP[iii] を挿入
❹ 血液検査の結果を確認するまで昇圧薬（ノルアドレナリン）で支持療法を施行
❺ 肺血栓塞栓症や急性大動脈解離評価のため，造影 CT を施行

まず，循環器内科の先生をコールします！

まあ，それはそうだね（笑）．この章ではみんなは循環器内科医になったつもりで考えておくれ．

わかりました！ レントゲン（図2）だと心拡大と肺水腫が少しある気もしますし，酸素も結構な量を使用しています．早めに❶フロセミド静注や NPPV[iv] を開始した方がいいんでしょうか……．

この胸部レントゲンはポータブル撮影だから，通常の一般撮影よりも少し心胸郭比が大きく見えるし，肺血管陰影の評価も少し難しいよね．急性心不全の初期には肺水腫が画像上はっきり見えないこともあるから注意が必要だけれど，呼吸回数と画像からはあまり急性心不全が主体には見えないかなあ．

心電図だと V$_{1,2}$・aV$_R$ で ST 上昇し（図1'丸），他の誘導では ST 低下が見られます．心エコー検査の所見と合わせて LMT[v] か LAD[vi] 近位部の AMI[vii] だと思います．ハイブリッド ER であれば先に❸ IABP や Impella® を挿入しても良いかもしれませんね．

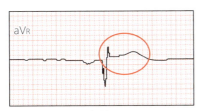

図1'　ぺん先生の指摘

あまりペラペラしゃべられるとオレの出る幕がないよ，ぺん先生！（笑） ちなみに当院はハイブリッド手術室やハイブリッド ER はないし，Impella® が実施可能な施設ではないので，その場合はカテ室に行ってから先に IABP を挿入し，その後 CAG となるかな．

---

i　ACS：acute coronary syndrome（急性冠症候群）
ii　CAG：coronary angiography（冠動脈造影）
iii　IABP：intra-aortic balloon pumping（大動脈内バルーンパンピング）
iv　NPPV：noninvasive positive pressure ventilation（非侵襲的陽圧換気）
v　LMT：left main coronary trunk artery（左冠動脈主幹部）
vi　LAD：left anterior descending artery（左冠動脈前下行枝）
vii　AMI：acute myocardial infarction（急性心筋梗塞）

施設の状況によって変わるんですね.

うん.というわけで,ぺん先生の言う通りLMTもしくはLAD近位部のAMIと考え,❷ACSを疑い,緊急CAGの方針としました.血圧と心拍数はいずれも不安定だったので,アスピリン200 mg(かみ砕く)とプラスグレル20 mg服用後,ただちにカテ室に移動し,CAGを行っています.その所見が図3です.なお,右冠動脈には病変はありませんでした.さて,次の対応はどうしようか?

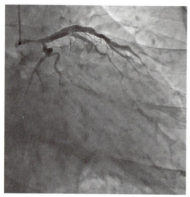

図3　左冠動脈の造影(LAO caudal view)

Q2 次の対応はどうしますか?

❶ IABPやImpella®[viii]を挿入し,CABG[ix]を依頼
❷ 冠攣縮を考慮し,硝酸薬を投与
❸ LMTの早期ステント留置方針とし,PCI[x]を施行
❹ 検査のみで終了し,明日ハートチームで方針を相談
❺ 血管の解離を想定し,IVUS[xi]などのイメージングを確認

近位部がすごく狭いですね(図3'丸).国試では「LMTのAMIはCABG」と習ったので,❶か❹だと思います! でも,最近はLMT病変も結構PCIすると聞いたので,今苦しがっていますし,心臓血管外科の状況を確認しつつ,❸ PCIかも……

緊急CABGができたとしても,手術まで時間もかかることが多いし,先にバルーン拡張だけでもしておいた方が良いと思います.自分だったら❶ CABGができるようであればIABPを挿入して,バルーン拡張までは急ぎますね.

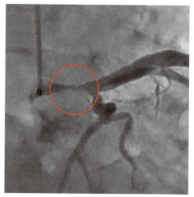

図3'　いぬ先生の指摘

---

viii　Impella®:極小のポンプをカテーテルで左室留置し,循環補助を行うデバイス
ix　CABG:coronary artery bypass grafting(冠動脈バイパス術)
x　PCI:percutaneous coronary intervention(経皮的冠動脈インターベンション)
xi　IVUS:intravascular ultrasound(血管内超音波)

活発な議論，素晴らしいねえ！　動脈硬化性にしては病変がやけに滑らかだし，❷冠攣縮を除外することも重要かもしれないね．実際，血圧が低かったため少量硝酸薬を使用したけれど，改善はしませんでした．緊急 CABG が可能かすぐに心臓血管外科を含めたハートチームで協議し，血圧も安定しなかったため，まずは❶ IABP 挿入の方針としました．その後，突然 VF[xii] となったため，ただちに胸骨圧迫を開始しつつ V-A ECMO[xiii] を挿入しました．

IABP を挿入したら VF になったのですか！？

そうなんだよ．除細動を行っても VF は持続したためアミオダロンを静注したけれど改善せず，そのまま PCI を行いました．PCI 前の IVUS が図4で，最終造影が図5です．これらの所見から Stanford A 型急性大動脈解離による LMT の AMI と診断しました．残念ながら，救命することはできませんでした．

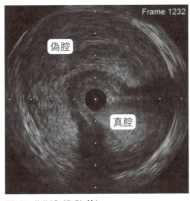

図4　IVUS（PCI 前）

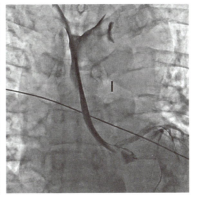

図5　最終造影

最終診断　Stanford A 型急性大動脈解離 ⇒ LMT の急性心筋梗塞

解説

　PCI 前の IVUS（図4）では，病変部の真腔は狭小化し，周囲に偽腔が形成されていました．また，最終造影（図5）では LMT のステントは問題なく見えます．この際，順行性に上行大動脈が造影されていますが，全体的に狭小化しており，まるで外から圧排されているように見えます．総合すると，本症例は Stanford A 型急性大動脈解離による LMT 狭窄（圧排），AMI の症例でした．A 型解離に冠血流障害を合併する割合は 6〜14％と報告されており[1)]，右冠動脈の方が左冠動脈よりも頻度が高いです．しかし，左冠動脈病変を合併する方が重篤な状態で救命が困難なことが多いです（病院到着前に心停止となる症例も多く，造影 CT を行うことも容易ではありません）．

---

xii　VF：ventricular fibrillation（心室細動）
xiii　V-A ECMO：静脈から脱血し，酸素化した血液を動脈に送血することで循環不全患者を救命する体外膜型人工肺（extracorporeal membrane oxygenation：ECMO）のこと．PCPS（percutaneous cardiopulmonary support，経皮的心肺補助）とも呼びます

冠動脈病変合併 A 型解離の標準的治療は定まっておらず，基本的には A 型解離に対する緊急外科手術が一般的です．しかし，開心術まである程度の時間を要することが多く，施設や地域によって医療設備も異なるため，個々の症例ごとに考える必要があります．PCI を先行したり併用したりすることで救命できた症例報告も存在します[2]．

A 型解離は AMI を合併することがあるため（＝AMI の原因が A 型解離である症例が一定数存在するため），AMI と考えた際には急性大動脈解離の合併を適宜検討し，疑わしい場合には CT 検査をためらわないことが市中病院では重要だと考えます．

本症例の振り返り

さて，本症例ではどこで急性大動脈解離に気がつくことができたでしょうか？

まず，胸部 X 線（図2）では縦隔拡大のようにも見えますが，ポータブル撮像であり，これだけでは判断ができません．次に，血液検査では D ダイマーが高値であることが判明しましたが，採取してから結果が出るまで 1 時間以上は必要であり，CAG 中には結果は出ていませんでした．また，外来で施行した心エコー検査では，A 型解離を示唆する上行大動脈の flap や大動脈弁閉鎖不全症，心膜液などは認めませんでした（CAG 後の心停止中にも再度心エコー検査を行いましたが，同様に認めていません）．

最後に造影所見では，一般的な動脈硬化性病変にしては，病変が限局的で平滑な印象を受けます（図3'）．この際に IABP を挿入せずに IVUS を先行していたら，イメージングでの偽腔像から急性大動脈解離の存在に気がつけたかもしれません（大動脈解離に対して IABP は禁忌のため，今回は挿入するべきではありませんでした．IVUS を先行した場合，最小限の造影剤使用に留めて，冠動脈病変にステント留置を行い，ただちに CT へ移行することが良いと考えます）．難しい症例ですが，Q2 では❺血管の解離を想定し，IVUS で確認するのが最善だったと考えます．

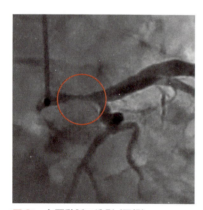

図3'　左冠動脈の造影（再掲）

また，本症例の心電図（図1）では，aV_R・V_{1,2} 誘導の ST 上昇，Ⅱ，Ⅲ，aV_F，V_{4〜6} 誘導で鏡像変化と思われる ST 低下を認めており，これは LMT 病変を示唆します．心エコー検査での前壁〜側壁の壁運動障害もこれに合致します．左冠動脈もしくは右冠動脈近位部病変の存在が疑わしい場合には，改めて大動脈解離合併の検討が望ましいです．大動脈解離を疑わせる突然の発症や移動性の胸背部痛といった病歴があれば，CAG 前に CT 検査を先行するか，総合的に考える必要があります．

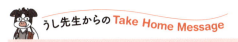

- AMIと考えた際には急性大動脈解離の合併を適宜検討し，疑わしい場合にはCT検査をためらわない！
- 施設や地域によって医療設備も異なるため，個々の症例ごとに治療を考えよう！

※この症例は文献3をもとに作成しており，図1，4，5は文献3からの転載です．

文献
1) 出口裕子,他.左主幹部病変による心筋梗塞を合併した急性大動脈解離に対する治療戦略. 心臓 48（Suppl）：40-46, 2016
2) Barabas M, et al. Left main stenting –as a bridge to surgery– for acute type A aortic dissection and anterior myocardial infarction. Catheter Cardiovasc Interv 51：74-77, 2000
3) Uehara H, et al. Acute aortic dissection with left coronary artery obstruction. Clin Case Rep 11：e7719, 2023

Case2

難易度 ★★★

心不全を伴う大動脈弁狭窄症
手術？TAVI？それとも……

症例	78歳女性．1ヶ月前からの労作時息切れ
現病歴	1ヶ月前からの労作時息切れを主訴にかかりつけ医（当院の関連クリニック）を受診，精査目的に当院紹介
既往歴	高血圧症（血圧は安定しているため服薬はない），不眠症
内服薬	ゾルピデム
バイタル	血圧 180/78 mmHg，脈拍 82 回/分，呼吸数 20 回/分，SpO$_2$ 98％（自発呼吸 room air），体温 36.6℃．
現症	全身状態は良好．頭頸部：眼瞼結膜貧血なし，眼球結膜黄染なし．頸部リンパ節腫脹なし．肺音：肺雑音なし，心音：収縮期雑音あり．腹部：異常所見なし．下肢：下腿浮腫なし，皮疹なし．
画像検査	外来で心電図（図1）と胸部X線（図2），心エコー（表1）を施行した．

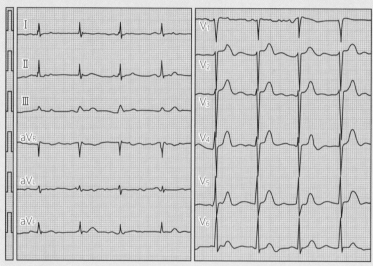

図1　心電図

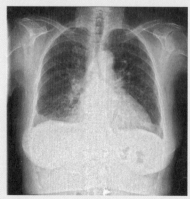

図2　胸部X線

表1 心エコーレポート（抜粋）

LA		LV		MV	
LADs	47 mm	LVDd	46 mm	E/A	1.60
RV		LVDs	31 mm	AcT	95 ms
RVD	32 mm	IVSTd	10 mm	DcT	142 ms
TAPSE	23 mm	LVPWd	10 mm	TV	
心膜液	（±）	EF	60％	TAPSE	23 mm
		LVOT	19 mm	TDI	
		LVOT-PG	4 mmHg	E/e'	17.4
		AV		IVC	
		AODd	22 mm	IVC	20 mm
		AV-PG（p）	68 mmHg	呼吸性変動	＞20％
		AV-PG（m）	42 mmHg	推定右房圧	8 mmHg
		AVA	0.65 cm^2	TR-PG	43 mmHg
		AV jet	4.14 m/s		

Chamber size	LA 拡大（＋），LA 内 Thrombus（－）
Wall Thickness	LVH（＋）mild，concentric
Wall Motion	Asynergy（－）
Valve	AR：trivial，MR：moderate，TR：moderate AV：echo intensity 増強，可動性低下，3 尖弁
Comment	Asynergy（－），EF 正常範囲内です． AR trivial：A 弁 3 尖接合部石灰化，可動性軽度弱，LVH mild，mAV-PG 42 mmHg，AV jet 4.14 m/s，AVA 0.65 cm^2，AS severe MR moderate：LA 拡大 mild，E/A 1.60，E/e' 17.4 と LV 拡張能低下が見られます． TR moderate：TR-PG 43 mmHg，IVC 20 mm で拡張（±），呼吸性変動（＋）～PH mild RVD1 32 mm，TAPSE 23 mm でいずれも正常範囲内です． 心膜液（±），RV 側に軽度，collapse（－）
主要所見	UCG 上，severe AS ＋ moderate MR，TR ＋ mild PH，LVH 一度循環器 Dr と御相談ください．
Plan	循環器 Dr へ

病歴からは，心疾患以外にも肺疾患や貧血などの全身性疾患もあり得る症例だね．まず胸部レントゲンだと，派手ではないけれど，心拡大と両側胸水（図2'丸），肺水腫がありそうだ．

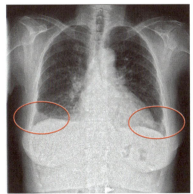

図2' 胸部 X 線（丸：両側胸水疑い）

心エコーはどう解釈したらいいんでしょう？

まず症状は1ヶ月前からで，慢性の左心不全を疑って心エコーをしたんだけど，LVEF[i] は正常ながら AS[ii] がありそうだね．AVA[iii] <1.0 cm², mAV-PG[iv] >40 mmHg だから，重症 AS で間違いなさそうだ（表1' 赤太字）．ちなみに当院は，SAVR[v] は実施できるけど，TAVI[vi] は施行できないよ．だから TAVI を前提に精査加療をするなら，最初から TAVI 可能な施設に紹介するという考え方もあるね．さて，ここで初期対応を考えてみようか．

表1' 心エコー（赤太字：重症 AS が疑われる）

AV	
AODd	22 mm
AV-PG (p)	68 mmHg
AV-PG (m)	42 mmHg
AVA	0.65 cm²
AV jet	4.14 m/s

Q1 まずはフロセミド内服を開始しました．次はどうしますか？

❶ 1ヶ月以内の精査加療入院を予約する
❷ 1週間以内の精査加療入院を予約する
❸ TAVI 実施可能施設に地域連携室を通して外来紹介とする
❹ 2〜3週間ごとの外来通院で全身精査を行う
❺ 本日臨時で血液検査を行う

こういう社会的な問題は研修医のボクには判断が難しいです……．精査をしてから SAVR か TAVI かを検討した方が良いでしょうか．1ヶ月前からの症状だから，❶1ヶ月以内の精査加療入院の予約でも大丈夫な気がします．

施設や周囲の環境によって全然異なるし，こういう問題はあまり教えてもらう機会もないよね！　ただ，関連クリニック通院中だし，❸最初から TAVI 実施可能施設に丸投げするはよくないかな？

ワタシのいた施設はすぐに TAVI もできたので，ちょっと雰囲気がわからないですね……．78歳なら TAVI first でも良い気がしますし，まだ少し待てそうなので❸最初から TAVI 実施可能施設に紹介でも良くないですか？

ぺん先生がいた施設はハイパーだからな〜．確かに，散々当院で精査した結果，他院に紹介しますと言って，またイチから検査をされたら患者さんも疲れちゃうよね．

ボクだったら怒っちゃうかも！

---

i　LVEF：left ventricular ejection fraction（左室駆出率）
ii　AS：aortic stenosis（大動脈弁狭窄）
iii　AVA：aortic valve area（大動脈弁口面積）
iv　mAV-PG：mean aortic valve-pressure gradient（平均大動脈弁圧較差）
v　SAVR：surgical aortic valve replacement（外科的大動脈弁置換術）
vi　TAVI：transcatheter aortic valve implantation（経カテーテル的大動脈弁留置術）

この患者さんは胸部症状が少し進行しているのもあったので，フロセミド内服を開始しつつ，❷1週間以内の精査加療入院を予約することになりました．いぬ先生の言うように，症状発生からのスピード感を意識することはとても大事なんだけど，心不全の急性増悪は加速度的に悪化する場合が多いし，初回の心不全のスピード感は読みにくいから，なるべく早めに対応した方が良いです．

確かに……ASも重症ですしね．

うん，おそらく大動脈弁治療という大きな手術加療が控えているので，本人や家族に疾患への認識を持ってもらうためにも，きちんと早期に精査をしてハートチームで相談するためにも，入院は必要だと思います．

その後の経過はどうだったんでしょうか？

初回受診から数日後に入院となりました．幸いフロセミド20 mg内服を開始し，息切れ症状は改善傾向でした．後述するけど，当時はTAVIのエビデンスが今ほど強くなかったし，ADL[vii]自立で全身状態良好だったため，当院でSAVRを想定して，全身検査を予約しています（全身の造影CT，頭部MRI，頸動脈エコー，上部消化管内視鏡，ABI[viii]など）．

耐術能のチェックですね．

そうそう！　外来では血液検査をしなかったため，入院時に採血をしたところ，血算と生化学で他の項目は問題なかったものの，血清Cre 1.5 mg/dL，BUN 30 mg/dL（eGFR 30 mL/分/1.73 m^2）の腎機能障害を確認しました．最後にクリニックで採血を行ったのは約半年前で，そのときの腎機能は正常です．さて，この腎機能障害はどう対応しようか？

Q2 心不全治療開始後の腎機能障害，どう対応しますか？

❶ ASによる循環不全＋フロセミドの影響と考え，早期外科的手術を考慮する
❷ ASによる循環不全が待てないと考え，TAVI目的に転院を打診する
❸ 腎不全による肺水腫と考え，まず透析を依頼する
❹ 腎不全は高血圧性と考え，心不全と合わせて薬物調整を行う
❺ 腎不全はASや心不全と別物（関連が薄い）と考え，腎不全の精査を行う

よくいますよね，心不全に対してループ利尿薬を使ったら腎機能が悪くなる症例．やはりフロセミドの影響ですかね．選択肢で言うと……❶？

心不全診療中の腎不全はよく経験するよね．心不全と腎不全は密接に関わっているし，診療や予後にも影響するし，しっかりマネジメントするのは難しいんだよ（後述）．

循環動態が悪そうには見えないので，腎不全は心不全と関連は薄いですかね．来院時の血圧も高いので，❹高血圧による腎硬化症と考えても矛盾はない気がします．

---

vii ADL：activity of daily living（日常生活動作）
viii ABI：ankle brachial index（足関節上腕血圧比）

だんだん議論が深まってきたね！　その可能性もあるのだけど，まずは普段の外来通院時の血圧を確認しようか．受診時は収縮期血圧 160 mmHg くらいのこともあるけど，家庭血圧はあまり高くなく，血圧が高くなってきたのは最近のようだよ．また，良性腎硬化症にしては半年前に腎機能が正常だったことが少し合わないよね．

うぐぐ……．では，心腎症候群ですかね，あとは利尿薬の影響とか……．やっぱり AS がいちばん悪く見えてきました．

少しケチをつけると，重症 AS にしては心電図で $V_{5,6}$ 誘導の strain 型の陰性 T 波が見られていないよね (図1')．あと，AS だと左室内と大動脈内の圧較差が生じるから，収縮期血圧は一般的には低くなりがちだけど，この方の収縮期血圧は高いよ．

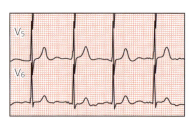

図1' $V_{5,6}$ 誘導

……（ぐうの音も出ない）．

ぺん先生の心が折れたところでまとめに入るよ！　確かに，薬剤性腎障害や心不全の影響，AS による低心拍出＋利尿薬による腎血流低下，全身のうっ血によるうっ血腎など，すでに判明している事象でもある程度は説明できるかもしれないけど，心不全に隠れた腎不全の本当の原因を見逃さないことも重要です．そのため，❺腎不全は AS や心不全と関連が薄いと考え，腎不全の精査を行いました．

腎不全の精査って何をすればいいんでしたっけ？

まずは尿検査と血液検査の項目を追加し，腹部エコーと胸腹部単純 CT を施行したよ．その結果，尿検査では潜血尿と蛋白尿を認め，血液検査では CRP[ix] に加えて赤沈も高値でした．

あとは画像の結果がどうなるかですね．

腹部エコーでは腎動脈狭窄は見られず，単純 CT では腎形態は正常で，IVC の軽度拡張を認めました（大動脈弁の石灰化は見られましたが，肺病変は見られませんでした：図3）．これらのことから糸球体腎炎がいちばん疑わしいと考え，膠原病評価の問診と身体診察に加え，自己抗体を中心とした採血での精密検査を追加しました．

---

ix　CRP：代表的な炎症マーカー

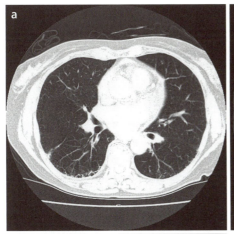
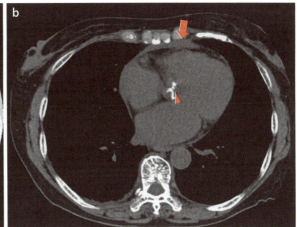
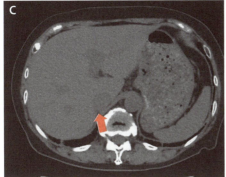

図3 単純 CT
a：肺野には浸潤影や空洞性病変は認めない．
b：少量心膜液（矢印）と大動脈弁に石灰化（矢頭）を認める．
c：下大静脈の拡大（矢印）が疑われる．

　もう腎臓内科の先生にお願いしたいです！

　もう少し付き合ってね（笑）．有意な身体所見は得られなかったものの，P-ANCA[x]が強陽性となったためMPA[xi]と考え，腎生検目的に腎臓内科へコンサルトをしました．腎生検の結果，ANCA関連腎炎の診断となり，ステロイド治療が開始となっています．

　心不全もあるけど大丈夫なんでしょうか？

　うん，実は興味深いことに，ステロイドによる心不全の悪化が懸念されましたが，むしろ血圧が自然に低下し，心不全コントロールは良好となりました．この結果から，心不全は腎性高血圧の素因が強かったと考えました．

　そんなこともあるんですね～．

　その後，しばらくしてから心不全が徐々に再燃したため，改めて当科紹介となりました．今回はステロイドを定期内服していることもあり，TAVIの施行目的に他院循環器内科に紹介としました．

---

x　ANCA：好中球の細胞質内顆粒とライソゾームを対応抗原とする自己抗体の総称
xi　MPA：microscopic polyangiitis（顕微鏡的多発血管炎）

| 最終診断 | ANCA 関連腎炎 ⇒ 腎性高血圧＋重症大動脈弁狭窄症 ⇒ 心不全 |

解説

本症例で検討された重症 AS と心不全に合併した腎不全に分けて解説します.

1. 重症 AS の治療

まず重症 AS に対しては，SAVR に加えて近年ではカテーテル治療による TAVI が急速に広がっています. 従来は高リスクの高齢者に対して施行されていましたが，低リスク患者への SAVR vs TAVI を検討した PARTNER 3 試験では，術後 1 年での死亡，脳卒中，心不全再入院からなる複合エンドポイントにおいて，TAVI は SAVR と比較して有意に低いことが示されました[1]. ガイドライン上では，患者背景と治療背景を考慮しつつ，大まかな目安として，75 歳未満は SAVR，80 歳以上は TAVI を優先しつつ，患者希望とハートチームでのカンファレンスを行い，総合的に判断することが推奨されています[2].

2. 心不全合併の腎不全の考え方

腎不全を見た場合，急性なのか慢性なのかを考えつつ，腎前性・腎性・腎後性を鑑別することが一般的です. しかし，実臨床では本症例のように急性なのか慢性なのか判断がつかないことも多いです. また，心不全がある場合には複合的な因子で腎機能は悪くなりますし（心腎症候群とも呼びます[3]），利尿薬使用中であると尿中 Na から腎前性なのか腎性なのかを判断することも難しくなります.

さらに，腎不全は心不全診療にも影響します. 造影剤腎症のリスクが高いため，造影剤を使用したカテーテル検査や治療の弊害になるほか，心保護薬や DOAC[xii] などの薬物療法も制限されますし，腎不全は心不全における独立した予後不良因子であることが知られています[4].

心不全患者は高血圧や糖尿病を併存症で持つことが多いのもあり，心不全患者に合併した腎機能障害は，その数値の良し悪しで判断される場合がしばしばあります. 腎臓という臓器を単体で見た場合，腎機能障害の診療で重要なのは，特異的治療のある慢性腎臓病（糸球体腎炎など）を見逃さないために腎生検の適応を見極めることです. 私見ですが，心不全合併の腎機能障害を見た際には，尿潜血と尿蛋白，血液検査での炎症所見（CRP，フェリチン，赤沈）を確認し，これらが高値であれば糸球体腎炎を考慮し，腎臓内科へ一度相談するべきと考えます.

本症例の振り返り

本症例では最初に血液検査を行った直後から糸球体腎炎を想定した検査を行い，重症 AS に対しても焦ることなく診療できました. フロセミド開始前（最初の受診時）に血液検査を行っていればベストだったでしょう. 心不全診療において，薬物治療を開始する前には血液検査をルーチンで行っておくことは重要です.

---

xii　DOAC：direct oral anticoagulant（直接経口抗凝固薬）

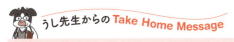

- 重症 AS に対して SAVR と TAVI を選択する際には，内科的な併存症を自分で確認しよう！
- 心不全と経過が合わない急性腎障害を見たら，心腎症候群と決めつけず，腎性腎障害を鑑別するために尿潜血と尿蛋白は最低限確認しよう！

文献

1) Mack MJ, et al.Transcatheter aortic-valve replacement with a balloon-expandable valve in low-risk patients. N Engl J Med 380：1695-1705, 2019
2) 日本循環器学会/日本胸部外科学会/日本血管外科学会/日本心臓血管外科学会．2020 年改訂版　弁膜症治療のガイドライン
https://www.j-circ.or.jp/cms/wp-content/uploads/2020/04/JCS2020_Izumi_Eishi.pdf［2025 年 2 月閲覧］
3) Kumar U, et al. Cardiorenal Syndrome：Pathophysiology. Cardiol Clin 37：251-265, 2019
4) Damman K, et al. Renal impairment, worsening renal function, and outcome in patients with heart failure：an updated meta-analysis. Eur Heart J 35：455-469, 2014

Case3

難易度 ★★★

心膜液を伴う心不全
ドレナージしますか?

症例	50歳女性. 1週間前からの体重増加, 呼吸困難感
現病歴	1週間前から両下腿浮腫と呼吸困難感が出現し, 体重は10kg増量となった. かかりつけ医を受診し, 心不全の疑いで当院紹介受診となった.
既往歴	甲状腺機能低下症, 関節リウマチ
内服薬	レボチロキシン 50 μg/日
バイタル	意識クリア, 血圧 108/78 mmHg, 脈拍 124 bpm, 呼吸数 16回/分, SpO$_2$ 95%, 体温 38.0℃.
現症	両下腿に著明な圧痕性浮腫 (fast pitting edema[i]) を認める.
検査	心電図 (図1) と胸部X線 (図2), 血液・尿検査 (表1) を施行.

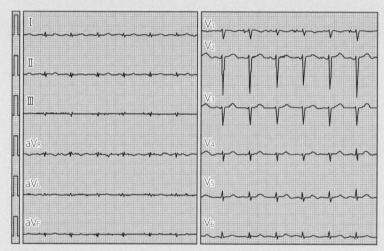

図1 心電図

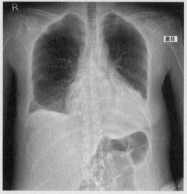

図2 胸部X線

表1 血液・尿検査（赤太字：高値・陽性，黒太字：低値）

採血				尿検査	
WBC	**3,000/μL**	Cl	93 mEq/L	pH	6
好中球	60%	AST	411 U/L	比重	1.024
好酸球	0.50%	ALT	152 U/L	蛋白	(2+)
好塩基球	0.50%	LDH	951 U/L	糖	(−)
リンパ球	25%	ALP	530 U/L	潜血	(2+)
単球	14%	γ-GTP	58 U/L	ケトン体	(−)
RBC	360×10⁴/μL	BUN	12.0 mg/dL	ウロビリノーゲン	(2+)
Hb	11.0 g/dL	**Cr**	**0.40 mg/dL**	ビリルビン	(−)
Ht	31.00%	CRP	0.05 mg/dL	白血球	(−)
Plt	**7.0×10⁴/μL**	NT-proBNP	300 pg/mL	沈渣赤血球	1-4/HPF
TP	7.5 g/dL	CK	1,984 U/L	沈渣白血球	1-4/HPF
Alb	**2.8 g/dL**	CK-MB	102 U/L		
Na	**121 mEq/L**	TSH	6.0 μIU/mL		
K	4.0 mEq/L	FT₄	0.78 ng/mL		

病歴はシンプルだけど，血液検査の結果は派手な症例だね．まずは総合診療医になったつもりで，救急外来での初期対応を考えてみよう．鑑別疾患も意識してね！

Q1 あなたが救急外来担当なら，ここまでの所見でどう判断しますか？（複数選択可）

❶ 全身の画像検査（心エコー検査，CT検査など）を行う
❷ 肝生検を施行する
❸ 胸水ドレナージを行う
❹ サイアザイド系利尿薬を投与する
❺ トルバプタンを投与する

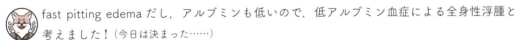
fast pitting edema だし，アルブミンも低いので，低アルブミン血症による全身性浮腫と考えました！（今日は決まった……）

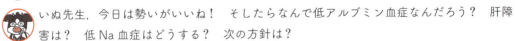
いぬ先生，今日は勢いがいいね！　そしたらなんで低アルブミン血症なんだろう？　肝障害は？　低Na血症はどうする？　次の方針は？

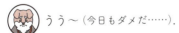
うう〜（今日もダメだ……）．

胸部レントゲン（図2）では肺うっ血はなさそうですが，やはりうっ血肝ではないですか？（タイトルも「心不全」だし……）というわけで，❹か❺で．

---

i　fast pitting edema：40秒未満で回復する圧痕性浮腫のこと

心の声が漏れてるよ？　確かにうっ血肝の可能性はあるけど，根拠が欲しいね！　あと「肺うっ血がない＝うっ血肝の可能性が低い」は正しくないね．肺うっ血は左心不全徴候で，うっ血肝は右心不全徴候だよ？（図3）[1]　それと❹サイアザイド系利尿薬はNaの再吸収を阻害するから，低Na血症を悪くするかもしれないよ．

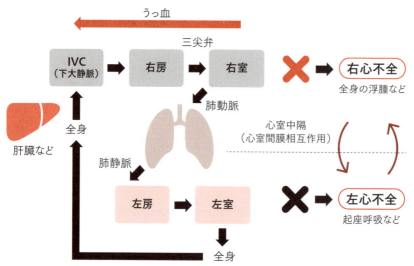

図3　右心不全・左心不全の病態生理
〔上原拓樹．循環器病棟の業務が全然わからないので，うし先生に聞いてみた．p.39，医学書院，2024より一部改変して転載〕

ああ，そうだった……（かっこ悪い……）．

続けるよ！　いぬ先生の言うように，fast pitting edemaは低アルブミン血症を示唆しますが，それだけでは説明しきれません．腎機能と甲状腺機能は比較的正常なので，全身性浮腫の鑑別としては低アルブミン血症と（右）心不全におおよそは絞られます．

血液検査もいっぱい異常がありましたね（表1）．

NT-proBNP[ii]はあまり高くありませんが，心不全でも（収縮性）心膜炎や僧帽弁狭窄症だと実は上昇しにくいです．低Na血症は，現時点では体液貯留による相対的な影響にも見えますが，できれば尿中Naを追加で検査した方が良いでしょう．CK[iii]上昇は横紋筋融解に見えますが，現時点では体動困難だけでも説明がつくかもしれません．

肝障害はどう考えたらいいでしょうか？

肝障害については，薬剤歴などの聴取が重要ですが，定期薬以外に漢方も含めて内服はしていないそうです．自己免疫性や薬剤性肝炎，ウイルス性肝炎，うっ血肝を想定し，うっ血肝でなければ血液検査を追加する必要がありそうです．以上より，❶心エコーやCT画像検査に加えて，最終的にNaを保持しつつ利尿は必要と考え，少量フロセミドと❺トル

---

ii　BNP/NT-proBNP：主に心室の壁応力に応じて分泌され，心不全で血中濃度が増加するマーカー
iii　CK（クレアチンキナーゼ）：骨格筋や脳に多く含まれ，これらが障害されると血中濃度が増加するマーカー

バプタン内服を開始しました．現時点で肝生検は急ぎません．胸水についても，漏出性胸水であればまずは利尿薬治療を先行するべきです．

画像検査の結果が気になります！

心エコー検査を行った結果，LVEF[iv]は正常でしたが心膜液を認めました．それと合わせて胸腹部造影CTを行ったところ，明らかな腫瘍性病変はなく，IVC[v]の拡張と全周性心膜液貯留を認めています（図4）．心膜液貯留により右心系の拡張不良が生じ，右房圧上昇により全身の浮腫が生じていると考えました．じゃあ，この心膜液はどうしようか？

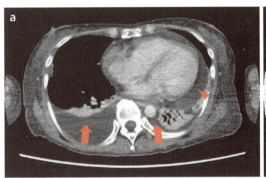
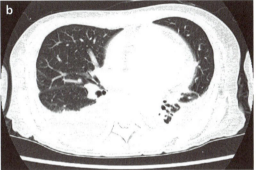

図4 胸腹部造影CT
両側胸水（矢印）と心膜液（矢頭）を認める．
a：縦隔条件，b：肺野条件

Q2 心膜液に対してどう判断し，どう対応しますか？

❶心タンポナーデと判断して，緊急で心囊ドレナージを施行する
❷心膜液による心不全と判断して，精査目的で心囊穿刺（＋ドレナージ）を施行する
❸心膜液による心不全と判断して，心膜液の血液検査を網羅的に追加する
❹心不全による心膜液貯留と判断して，利尿薬で経過観察する
❺結核性心膜炎による心膜液と判断し，抗結核薬で診断的治療を行う

心膜液のマネジメント，苦手なんですよね．でも心不全にもなっているし，心膜液の量も多いので，最低でも❷穿刺は必要だと思います．

後手に回りたくはないもんね．ただ，心囊穿刺は，特に心膜液が少量だと手技的に難しく，安全に施行できるかは改めて検討した方が良いかな．あとは緊急性でいうと，心膜液の量よりも増えるスピードが大事だね．

心囊穿刺はまだ2回しかしたことがないのですが，怖い思いをしました……．この症例は，肝障害がうっ血肝なら急いで行う必要がありそうですが，心不全の結果かもしれないですし，初期の利尿反応を見てからでも良いかと思いました．

---

iv　LVEF：left ventricular ejection fraction（左室駆出率）
v　IVC：inferior vena cava（下大静脈）

心嚢穿刺は怖いよね〜．ぺん先生の言う通り，肝障害は気になるけど循環動態は安定してそうで，複雑な病態が予想されたため，緊急で心嚢穿刺はせず，利尿薬で経過を見ることにしました．ただし，確かに心膜液は心不全の「結果」の可能性もありますが，（右）心不全の原因は他に思い当たらないため，心膜液は心不全の「原因」だと考えました．

消去法ですね．

うん．次に心膜液貯留の原因検索を行う必要があります．利尿薬で時間を稼いでいる間に❸血液検査などで網羅的に検査することにしました（最善かは微妙ですが……）．また，もし心嚢穿刺を行って心膜液中のADA[vi]が高値（>35 U/L）であれば結核性心膜炎の可能性が高く[2]，抗結核薬を診断的に用いることもあります．

血液検査は何をオーダーしたんですか？

抗核抗体をはじめとした各種自己抗体や補体（C3，C4，CH50），赤沈，フェリチン，ハプトグロビン，IGRA[vii]などなど．甲状腺や腹部エコーも追加しました．もちろん身体所見も改めて確認しましたが，手指の関節の変形（慢性的な関節リウマチ？）はあるものの，有意な皮疹や蝶形紅斑，口内炎などは見当たりません．最終的には補体低値，抗核抗体強陽性，抗二本鎖DNA抗体陽性，ハプトグロビン低値，赤沈亢進，などが確認できました．もう診断はわかったよね？

Q3 最終診断は？

❶癌性心膜炎
❷結核性心膜炎
❸悪性関節リウマチ
❹粘液水腫心
❺ SLE[viii]

  ❺ SLE！

正解！　抗核抗体と抗二本鎖DNA抗体が陽性というと，国試的にはSLEと想像がつくよね．ただ，結構典型的な所見が揃っていたのに，循環器内科が診ることになった点が興味深い．そこのところはこの後解説をします．

最終診断　SLE ⇒ 心膜炎 ⇒ 心膜液貯留 ⇒ 右心不全 ⇒ うっ血肝＋慢性炎症 ⇒ 低アルブミン血症 ⇒ 全身性浮腫

---

vi　ADA：核酸代謝に関わるアデノシンを分解する酵素．結核性心膜炎を引き起こすとADAが増えると考えられている
vii　IGRA：interferon gamma release assay（IFNγ遊離試験）
viii　SLE：systemic lupus erythematosus（全身性エリテマトーデス）

解 説

1. 循環器内科医がおさえておくべき SLE のポイント

SLE について簡単に解説します．比較的若年女性に多い自己免疫性疾患で，ACR クライテリア (表2)[3] や，最近では 2019 EULAR/ACR クライテリア[4] などが有名です．2019 EULAR/ACR クライテリアはエントリー基準が設けられており，7 臨床項目（全身症状，皮膚，関節炎，神経，漿膜炎，血液，腎臓）と 3 免疫学的項目（抗リン脂質抗体，補体，特異抗体）でスコアリングし，総合スコアで判定されます（臨床項目は 1 項目以上陽性が必要）．

重要なことは，抗核抗体などの自己抗体で診断するのではなく，脱毛や光線過敏症，関節炎，口内炎などの臨床所見から疑うこと，汎血球減少や糸球体腎炎，漿膜炎（胸膜炎や心膜炎）などから絞りこんでいくことだと考えます．特に循環器内科医にとっては，心膜炎や心筋炎を診たら，SLE などの膠原病やサルコイドーシスなどの全身性疾患の検討を行うべきです．

表2　SLE の分類基準（ACR クライテリア）

①蝶形紅斑
②円板状皮疹
③光線過敏症
④口腔内潰瘍
⑤非びらん性関節炎
⑥漿膜炎（胸膜炎，心膜炎）
⑦腎障害
⑧神経所見（痙攣，精神病）
⑨血液異常（溶血性貧血，血球減少）
⑩抗 ds-DNA 抗体，抗 Sm 抗体，抗カルジオリピン抗体のいずれかが陽性
⑪抗核抗体陽性

4 項目以上で SLE と分類

〔Hochberg MC. Updating the American College of Rheumatology revised criteria for the classification of systemic lupus erythematosus. Arthritis Rheum 40：1725, 1997 より作成〕

2. 心膜液貯留/心膜炎の診断ポイント

心膜液貯留と心膜炎は，しばしばオーバーラップし，混同されます．私見ですが，臨床的に重要な心膜液貯留の鑑別を表3に列挙しました．心膜液貯留（心膜炎）を来す膠原病は複数存在しますが，いちばん頻度が高く重要なものは SLE です（次に関節リウマチなどが挙げられます）．SLE はCRP が陰性になりやすい全身自己免疫性・炎症性疾患なので，炎症を評価するためには血液検査に赤沈も追加するべきです．心膜液貯留の検査としては，膠原病も含めた問診・身体所見や全身の CT 検査，ルーチンの血液検査に加えて，抗核抗体などの自己抗体や補体，赤沈，結核を想定した IGRA，甲状腺機能などを追加するのが良いでしょう．

表3　臨床的に重要な心膜液貯留の鑑別

①特発性・ウイルス性心膜炎
②細菌性・結核性心膜炎
③癌性心膜炎（悪性腫瘍の転移）
④外傷性＋医原性
⑤急性心筋梗塞後（Dressler 症候群）
⑥膠原病（SLE，悪性関節リウマチなど）
⑦心不全（原因 or 結果）
⑧Stanford A 型大動脈解離
⑨透析心（尿毒症）
⑩甲状腺機能低下症

本症例の振り返り

本症例では，当院に来院してから比較的速やかにSLEとして治療介入を行うことができました．後日談ですが，腎生検でループス腎炎の診断がついたこともあり，本症例ではプレドニゾロン1 mg/kgを開始しました．利尿薬と合わせて治療を行ったところ，心膜液は自然に改善し，肝機能も改善しました．心嚢穿刺を行うことで心不全治療がより安定した可能性もありますが，結果的には診断的治療となり，低侵襲に治療を行うことができました．

うし先生からの Take Home Message

- 疾患を見たらその原因を考え，その原因がわかったらさらにその原因を考えるようにしよう！
- 心膜液貯留を見たら，SLEなどの膠原病も一度は検討しよう！

文献

1) 上原拓樹．循環器病棟の業務が全然わからないので，うし先生に聞いてみた．医学書院，2024
2) Burgess LJ, et al. The use of adenosine deaminase and interferon-gamma as diagnostic tools for tuberculous pericarditis. Chest 122：900-905, 2002
3) Hochberg MC. Updating the American College of Rheumatology revised criteria for the classification of systemic lupus erythematosus. Arthritis Rheum 40：1725, 1997
4) Aringer M, et al. 2019 European League Against Rheumatism/American College of Rheumatology Classification Criteria for Systemic Lupus Erythematosus. Arthritis Rheumatol 71：1400-1412, 2019

column

ゴロを覚えて効率よく病歴聴取しよう

　循環器内科に限らず，内科診療（診断学）において正しく病歴聴取を行うことは重要です．詳細は成書を参照いただきたいですが，最初にオープンクエスチョンからはじめ，その後，鑑別疾患を意識したクローズドクエスチョンを行うと良いでしょう．しかし，慣れないうちははじめから鑑別疾患を意識して質問をするのはなかなか難しいです．私は研修医の頃，クローズドクエスチョンで問うべき質問について，**COMPLAINTS＋AMPLE** の頭文字で教わりました（表1）．

表1　病歴聴取（COMPLAINTS+AMPLE）

C	：Chief complaints	主訴は？
O	：Onset	発症形式は？　突然発症か？
M	：Magnitude	痛みの程度は？
P	：Pattern	どのような痛みか？
L	：Location	部位は？移動？放散痛？
A	：Associated symptom	随伴症状は？
I	：Improvement	寛解因子
N	：Negative stimuli	増悪因子
T	：Treatment	何か治療はした？
S	：Similar episode	過去に同様の症状は？
A	：Allergy	アレルギー（食べ物・薬）
M	：Medication	内服薬
P	：Past history	既往歴・手術歴
	Pregnancy	妊娠・月経
L	：Last meal	最後の食事
E	：Event	思い当たるきっかけ

※飲酒・喫煙もついでに聞きましょう

　他にも複数のゴロが提唱されているためどれを覚えても良いですが，短時間で重要事項を聴取するのに有効ですので，病歴聴取の手法として1つ覚えておきましょう．

Case4

難易度 ★★☆

足が黒いんです
緊急 EVT は要りますか?

症例	81歳男性．5日前からの右母趾痛
現病歴	5日前から右第1趾の色調変化と疼痛が出現した．湯たんぽによる熱傷だと思い皮膚科を受診し，痛風の診断でかかりつけ内科を受診．内科診察時には両下肢に冷感を認め，右第1趾の末端のチアノーゼと圧痛を認めた．下肢閉塞性動脈疾患を疑い当院循環器内科に紹介受診となった．
既往歴	糖尿病，脂質異常症，高血圧，高尿酸血症，肺気腫
生活歴	飲酒：なし，喫煙：20〜60歳時に15本/日，現在は禁煙
内服薬	シタグリプチン，アロプリノール，ピタバスタチン，アンブロキソール，ランソプラゾール，テオフィリン
バイタル	意識クリア，血圧 131/70 mmHg，脈拍 93 bpm，呼吸数 15 回/分，SpO$_2$ 95％，体温 36.4℃．
現症	右第1趾にチアノーゼあり，圧痛あり (図1)．両足背動脈触知不良，両後脛骨動脈触知不良

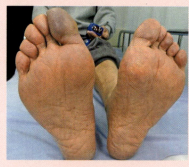

図1 右第1趾のチアノーゼ

検査	心電図は洞調律で特記所見なし．胸部X線も特記所見なし．ABI[i]：右 1.15/左 0.97．SPP[ii]：右足背 38 mmHg，右足底内側 23 mmHg，左足背 17 mmHg，左足底内側 20 mmHg．下肢動脈造影CTを施行 (図2)．

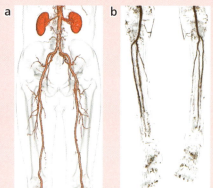

図2 下肢動脈造影CT (a：上部，b：下部)

今回は末梢動脈疾患を一緒に振り返ってみよう！ まずは検査と治療の方針，どう考える？

Q1 検査と治療の方針はどうしますか？

❶ バージャー病と考え高圧酸素療法を開始する
❷ 動脈硬化性の CLTI[iii] と考え，緊急で下肢造影と EVT[iv] を行う
❸ 動脈硬化性の CLTI と考えるものの血行再建は困難と判断し，アスピリンを開始する
❹ 膠原病の疾患と考え，膠原病外来に紹介状を記載する
❺ IE[v] による末梢塞栓と考え，経食道心エコー検査を施行する

どう見ても重症の ASO[vi] に見えますが，他の選択肢が気になります．とりあえず可能であれば❷ EVT を行うと思います．

虚血による安静時痛が出ているので CLTI の状態でしょうか．CT だと膝上には病変がなく，膝下に限局していますね (図 2b')．両側対称性に，しかもスクリュー状になっているのが気がかりです．喫煙歴もありますし，バージャー病にも見えますが，まずは❷ EVT で血行再建を目指しますかね．

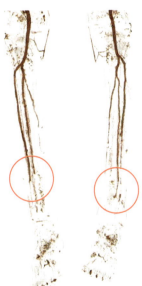

図 2b' ぺん先生の指摘

うんうん．バージャー病に目がいくのは，ぺん先生さすがだね！ バージャー病にしては禁煙してから 20 年経って発症するのも珍しいし，病歴もやや早い印象だけど，いずれに

---

i　ABI：ankle brachial index（足関節上腕血圧比）
ii　SPP：skin perfusion pressure（皮膚灌流圧）
iii　CLTI：chronic limb-threatening ischemia（包括的高度慢性下肢虚血）
iv　EVT：endovascular treatment（血管内治療）
v　IE：infective endocarditis（感染性心内膜炎）
vi　ASO：arteriosclerosis obliterans（閉塞性動脈硬化症）

しても血行再建の余地があれば血行再建を考慮するので，❷緊急で下肢造影とEVTを行うのが正しいよね．現時点で❹膠原病の根拠もないし，外来フォローにする時間的余裕はなさそうだ．❺IEは多彩な症状を呈するけど，この時点では飛躍しすぎだね．

ぺん先生，さすが〜！

というわけで，まずは下肢造影を行いました．右下肢造影では，やはり膝上病変はないものの，膝下3枝が閉塞していて，末梢の描出は不良です（図3）．一部はカニ爪様でacute on chronicな印象も受けます．ハートチームで血行再建を検討しましたが，末梢血管の状態が悪く，保存的加療の方針となりました．

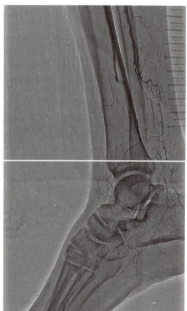
図3　右下肢造影

うーん，これはEVT厳しいですね……．

その後，シロスタゾールとリマプロストを開始しましたが，足趾の状態はむしろ悪化する一方で，逆に手指にもチアノーゼが広がってきました（図4）．

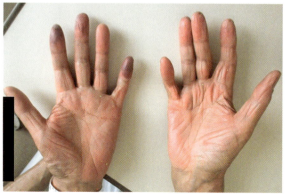
図4　手指のチアノーゼ（薬物治療後）

抗血小板薬と血管拡張薬を使っても改善しないどころか悪化するとは…….

ここで，初診時（カテーテル検査前）の血液検査結果が出ました（表1）．次の対応はどうする？

表1 初診時（カテーテル検査前）の血液検査結果（赤太字：高値，黒太字：低値）

WBC	10,810/μL	PT	73 s	BUN	17.7 mg/dL
好中球	82.8%	PT-INR	1.16	Cr	1.05 mg/dL
好酸球	2.4%	APTT	33.6 s	eGFR	52.1 mL/分/1.73 m²
好塩基球	0.2%	Fib	525 mg/dL	尿酸	3.2 mg/dL
リンパ球	10.1%	赤沈（1 h）	97 mm	CRP	9.89 mg/dL
単球	4.5%	赤沈（2 h）	133 mm	Na	136 mEq/L
好中球数	8,951×10²/μL	AST	22 U/L	K	4.1 mEq/L
リンパ球数	1,092×10²/μL	ALT	16 U/L	Cl	98 mEq/L
RBC	294×10⁴/μL	LDH	181 U/L	Ca	8.4 mg/dL
Hb	9.7 g/dL	ALP	211 U/L	CK	90 U/L
Ht	28%	T-Bil	0.7 mg/dL		
MCV	95 fL	γ-GTP	21 U/L		
MCH	33.0 pg	TP	6.5 g/dL		
MCHC	34.9 g/dL	Alb	3.0 g/dL		
Plt	36.5×10⁴/μL				

Q2 次の対応はどうしますか？（複数選択可）

❶結節性多発動脈炎を考慮し，全身の造影CTを施行
❷コレステロール塞栓症を考慮し，腎生検を施行
❸血管炎を考慮し，皮膚生検を施行
❹膠原病スクリーニングの血液検査を網羅的に施行
❺血管炎の報告があるシタグリプチンを中止する

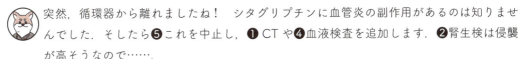突然，循環器から離れましたね！　シタグリプチンに血管炎の副作用があるのは知りませんでした．そしたら❺これを中止し，❶CTや❹血液検査を追加します．❷腎生検は侵襲が高そうなので…….

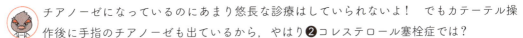チアノーゼになっているのにあまり悠長な診療はしていられないよ！　でもカテーテル操作後に手指のチアノーゼも出ているから，やはり❷コレステロール塞栓症では？

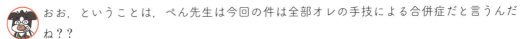おお，ということは，ぺん先生は今回の件は全部オレの手技による合併症だと言うんだね？？

た，確かに，最初の母趾のチアノーゼはカテ前ですが，カテーテルしなくてもコレステロール塞栓症が起きることがあるとも聞きますし…….

ごほん！　ではその後の経過を伝えるね．ぺん先生の言う通り，あまり時間的猶予はないと判断しました．全身の血管評価のために❶全身の造影CTを施行しましたが，他の動脈はキレイで，いわゆる腎動脈の瘤などもありません．並行して，膠原病科とも連携して❹

膠原病評価の診察と血液検査を追加しましたが，手指と足趾以外の所見はなく，クリオグロブリンも陰性で，各種自己抗体は陰性でした．DPP-4阻害薬は稀だけど血管炎の報告があるので，念のため❺シタグリプチンは中止しています．腎臓内科や皮膚科からはコレステロール塞栓症ではないかと言われましたが，カテーテル操作前からCRPや赤沈の上昇，下肢の所見があり，全身の動脈硬化もほとんどなかったため否定的と考えました．

もうお手上げです……．

ここで❸血管炎を考慮して皮膚生検を施行したところ，皮膚の動脈に炎症細胞浸潤が見られました（図5）．診断はわかるよね？

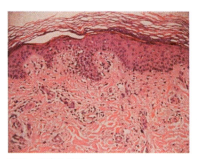

図5　皮膚生検像
動脈に炎症細胞浸潤を認める．

Q3　最終診断は？

❶血管炎
❷全身性エリテマトーデス
❸ CLTI（糖尿病による動脈硬化性のLEAD[vii]）
❹コレステロール塞栓症
❺バージャー病

皮膚生検で動脈に炎症細胞浸潤を認めたということは❶血管炎……？

そう！　正確には，皮膚動脈炎，もしくは皮膚限局型結節性多発動脈炎といいます．

血管炎を疑うきっかけはあったんでしょうか？

それについても後で振り返るね！　結局，膠原病科に転科し，プレドニゾロンが開始となりました．その後はみるみる手指と足趾の状態は良くなり，救肢ができました．

最終診断　皮膚動脈炎（皮膚限局型結節性多発動脈炎）

---

vii　LEAD：lower extremity arterial disease（下肢動脈疾患）

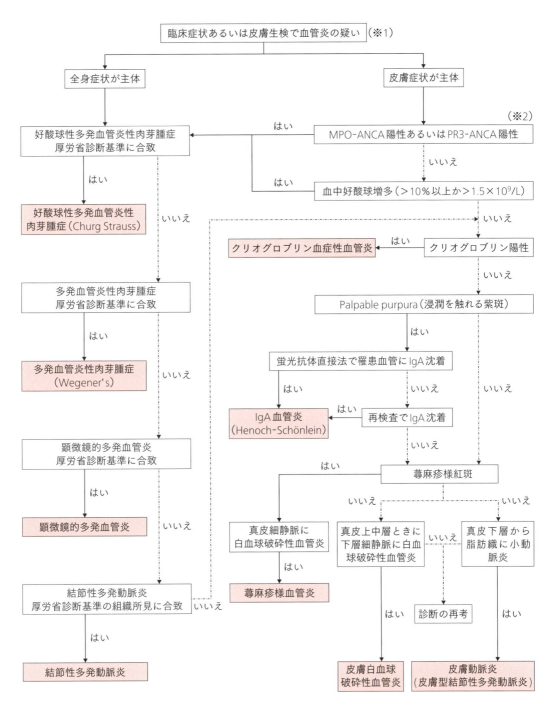

本アルゴリズムは原発性血管炎のみを扱っており、CHCC2012で採用された全身性疾患に続発する血管炎、誘因の推定される続発性血管炎は扱っていない。
(※1) 血管炎には動脈炎と静脈炎が存在する。本アルゴリズムは簡便性を重んじているので、個々の症例に関しては充分な吟味が必要である。
(※2) 今後、ANCA測定法がより改善される可能性がある。従って、ANCA陰性であってもANCA関連血管炎を否定できない症例が存在する。
(※3) 色付きは病名を指す。

図6 皮膚血管炎の診療アルゴリズム
〔古川福実，他．血管炎・血管障害診療ガイドライン2016年改訂版．日皮会誌 127：299-415, 2017 より転載〕

解説

皮膚動脈炎（cutaneous arteritis；CA）は，皮膚限局型結節性多発動脈炎（cutaneous polyarteritis nodosa；cPAN）ともいい，文字通り，皮膚に限局した血管炎です．皮膚の網状皮斑や皮下結節，潰瘍などの症状が出やすく，発熱や体重減少などの全身症状がないことが診断基準に含まれます．確定診断は皮膚生検を行い，動脈周囲の炎症細胞を証明することが必要です[1,2]．本邦では図6[3]のような診断フローチャートが提案されています．

治療はプレドニゾロンなどの免疫抑制療法が主体で，実際本症例でも著効しました[4]が，NSAIDsやコルヒチン，ワルファリンが有効であったとも報告されています[2]．

本症例の振り返り

一般的にCLTIは慢性の（2週間以上の）安静時痛や潰瘍，壊疽と定義されているため[5]，発症から5日の時点では厳密にはCLTIではなく，急性LEADを鑑別に挙げるべきで，血管炎などもCLTIから除外されています．しかし，初回の下肢動脈造影時（図2）には判断はつかないため，血行再建をもう少し追求すべきだったかもしれません．

本症例では発熱などの全身症状もなく，糖尿病の既往などもあり，皮膚血管炎の診断が非常に困難でした．日常臨床のほとんどは動脈硬化性の疾患ですが，時に膠原病関連の全身疾患由来の下肢虚血も目にします．インターベンションだけでなく，その病変の成因や背景疾患を意識すると，より良い診療になるでしょう．

うし先生からの Take Home Message

- 重症下肢虚血（包括的高度慢性下肢虚血）を見たら，可能な限り血行再建を検討しよう！
- 動脈硬化性以外の下肢動脈疾患（LEAD）も並行して吟味しよう！

※本症例は文献4をもとにしており，図1，3，5は文献4からの転載です．

文献

1) Ikeda T. Recent topics related to etiology and clinical manifestations of cutaneous arteritis. Front Med（Lausanne）9：1022512, 2022
2) Papachristodoulou E, et al. Therapeutic options for cutaneous polyarteritis nodosa：a systematic review. Rheumatology（Oxford）60：4039-4047, 2021
3) 古川福実, 他. 血管炎・血管障害診療ガイドライン2016年改訂版. 日皮会誌 127：299-415, 2017
4) Uehara H, et al. Cutaneous arteritis presenting with chronic limb-threatening ischemia. Circ J 87：1407, 2023
5) 日本循環器学会/日本血管外科学会合同ガイドライン. 2022年改訂版末梢動脈疾患ガイドライン, https://www.j-circ.or.jp/cms/wp-content/uploads/2022/03/JCS2022_Azuma.pdf［2025年2月閲覧］

column

ヒヤリハットはいつ発生するか?

　序文でもご紹介した**ヒヤリハット**とは,「危ないことが起こったが,幸い事故には至らなかった事象」を指します.「ヒヤリ」+「ハっと(した)」からきています.**インシデント**も似た言葉ですが,こちらは「事故に発展する危険性に気づいていない状態の事象」も含んでおり,少し概念が異なります.ほかにも,「実際に患者さんに実害を及ぼした事象」を**アクシデント**と呼びます.本書はヒヤリハットカンファレンスをベースとしていますが,これらの分類はあえて区別せずに題材としました.

　ところで,「**ヒヤリハット**」はいつ,どのように発生するのでしょうか? 一般的には伝達ミスやヒューマンエラー,もしくは環境因子などで生じると言われています.ここでは私自身の経験から,実臨床でヒヤリハットが起こりやすい場面をまとめてみました.

①引き継ぎ時

　外来 ⇒ 外来,もしくは外来 ⇒ 病棟など,勤務交代などで引き継ぎが発生したときにはヒヤリハットが生じやすいです.対策として,引き継ぐ側は丁寧な引き継ぎを心がけ,引き継がれる側は**最初から診療しているように情報を確認し直す**ことが望ましいです.

②夜勤帯

　人間の生活リズムやマンパワーの問題のため,夜間(夜勤や当直など)に日中と同程度の診療クオリティを保つのは困難です.夜間の対応は必要最低限として,可能であれば日中での診療継続とする判断も時には大切です.

③バイアス

　バイアスとは,「偏りや偏見,先入観」を意味します.様々な種類のバイアスがありますが,どんなときであっても思い込みはしないように注意しましょう.

④陰性感情

　あまりよろしくはありませんが,皆さんも患者さんとのやりとり(もしくは病院や同僚に対する不満)から陰性感情がわくこともあるでしょう.これも人間なので仕方ないですが,陰性感情があるときはヒヤリハットが多くなりやすいので,より注意が必要です.

　ヒヤリハット(もしくはアクシデント)が発生した際に,まず患者さんの安全を確認するのは当然として,重要なことは**正しい状況を確認し,報告し,再発防止策を考える**ことです.今回挙げたような「ヒヤリハットが生じやすい場面」を意識することも重要です.ここでご法度なのは,ヒヤリハットを起こした個人を責めることです.ヒヤリハットは誰にでも起こり得るものと考え,システムとして対策することが重要です.

Case5

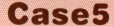

難易度 ★★☆

SLE に合併した感染性心内膜炎
準緊急手術ですか?

症例	43歳女性.体動困難
現病歴	自宅で倒れているところを発見されたため,当院へ救急搬送となった.
既往歴	SLE[i],1型糖尿病
処方薬	プレドニゾロン3 mg,ランソプラゾール,シクロスポリン150 mg,インスリン(注射)
バイタル	血圧151/78 mmHg,脈拍76回/分,呼吸数24回/分,SpO$_2$ 97%(自発呼吸 room air),体温37.1℃.
現症	ぐったりしている.会話は可能だが従命は困難.JCS[ii]–20

今回は体動困難で搬送となった当院かかりつけの患者さんの症例だ.体動困難はよくある状況だけど,症候論だと主訴に落とし込むのがなかなか難しいんだよね.まずは初期対応から考えてみようか.

Q1 体動困難に対する初期対応として,優先度の最も低いものは?

❶身体所見で麻痺の有無を確認
❷血糖測定
❸血液ガス分析
❹最終未発症時刻の聴取
❺血液培養

体動困難ですが,意識レベルも悪いので意識障害だと思います.インスリン注射もしていて低血糖の可能性もあるので,❷血糖測定は優先度が高いと思います.ところで意識障害でも❶麻痺って確認できるんですか?

いい質問だねえ! 意識状態がよければバレー徴候とかで麻痺を評価できるけど,悪いと難しいよね.ただ,仰臥位になってもらい,両上肢をこちらで上げて,落下させるときの具合で左右差があれば「麻痺あり」と解釈できます.下肢でも同様に,仰臥位で膝をこちらで上げて,支えを取ったときの崩れ方の左右差を見れば判断可能です(図1).意識レベルが悪いときこそ,しっかり麻痺の評価をしよう!

---

i　SLE:systemic lupus erythematosus(全身性エリテマトーデス)
ii　JCS:Japan Coma Scale(本邦で頻用される意識障害の深度分類)

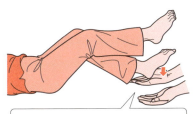
こちらで膝を上げて，支えを取ったときの崩れ方の左右差を見る．

図1　意識状態が悪い場合に麻痺を確認する方法

勉強になります！

意識障害の原因として，電解質異常が確認したいですし，貧血などの情報もほしいので，❸血液ガス分析は必要だと思います．麻痺があるなら❹最終未発症時刻を確認し，発症早期なら急いで脳外科に確認が必要です．

その通り！　なので初期対応で優先度が低いのは❺<u>血液培養</u>でした．もちろん敗血症による意識障害のこともあり，その場合は早期の血液培養と広域抗菌薬投与が必要となるけど，発熱や炎症反応上昇がなければまずは他の原因を検索するよね．血液培養そのものの結果は早くても半日以上かかるし．

ワタシにかかればこれくらい朝飯前です．

頼もしいね（笑）．ちなみにこの方の麻痺を評価すると，右麻痺がありそうでした．最終未発症確認時刻は2日前だったので，この2日間の様子はわかりません．ぺん先生が心配したような発症早期ではなさそうだけど，脳卒中が疑われるので，頭部単純MRIを行ったところ，拡散強調で左頭頂葉に高信号域を認め（図2a丸），ADC mapで同部位に低信号域を認めました（図2b丸）．MRAではあまり動脈硬化は強くありません（図2c丸）．

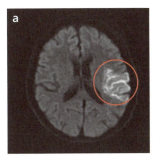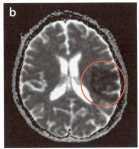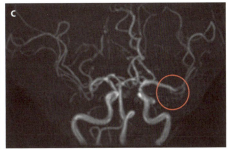

図2　頭部単純MRI
a：拡散強調像（DWI），b：ADC map，c：MRA

やはり脳梗塞だったのですね．

うん，脳外科に相談したところ，心原性脳塞栓が疑われてヘパリンの指示が入ったため，入院投与としました．

一件落着……？

しかし，翌日以降に39℃の発熱がありました．血液培養を採取すると，1/4セットでグラム陽性球菌が検出されました．経胸壁心エコーで僧帽弁に疣腫がありそうだったため (図3)，準緊急で経食道心エコーを行ったところ，やはり14×7 mm程度の疣腫がありそうです (図4)．

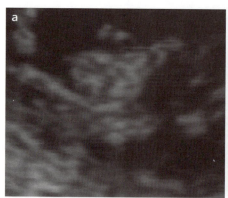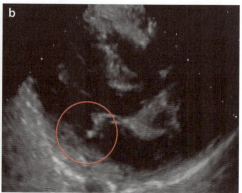

図3　経胸壁エコー（丸：疣腫）

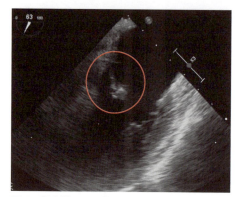

図4　経食道エコー（丸：疣腫）

血液培養，結果的には必要だったのですね……．

結構大きい疣腫ですね．確か10 mm以上の疣腫は準緊急手術だったような……．

さて，どうしようか？

Q2 IE[iii] に対する治療はどうしますか？（複数選択可）

❶ 全身の塞栓症評価を行う
❷ 抗菌薬治療を行う
❸ 準緊急で疣腫の摘出術を行う
❹ 血液培養をフォローアップする
❺ ステロイド治療を行う

ぺん先生の言う通りなら，❸手術が必要そうですね．あと❷抗菌薬治療と❹血液培養は必要だと思います．

脳塞栓があるので，あとは全身の造影 CT を行い，❶その他の塞栓症評価が必要だと思います．いずれにしても❸準緊急手術を行うべきでしょう．

OK！ 難しいところだけど，皆さんの言う通り，まずは❶全身の塞栓症評価，❷抗菌薬治療，❹血液培養は間違いなさそうだ．後で IE の手術適応について解説するけど，血液培養から1/4セットでグラム陽性球菌が検出されただけだから，持続性菌血症の可能性は低いことと，もしこの1セットが表皮ブドウ球菌だったらコンタミネーションの可能性があるよね．実際，発熱はあるものの，血液検査でも CRP 上昇はありませんでした．

あ！！！

あまり IE による敗血症らしくも見えなかったため，血液培養をフォローアップしセフトリアキソンを開始しました．血液培養はその後一度も陽性にならず，CRP の上昇もありませんが，抗菌薬治療に反して 39℃ の発熱が続きました．

うーん，お手上げです……．

その後，全身再評価すると，腋窩リンパ節腫脹があったためリンパ節生検をしましたが，反応性でした．そうこうしているうちに血清フェリチンが 5,000 ng/mL 以上に上昇したため骨髄生検を行ったところ，血球貪食症候群の診断となり，ステロイドパルスを行いました．

一気に展開が進みましたね．つまり血球貪食症候群による発熱ということですか？

結局，IE はあったのですか？

つまりそこだよね．どう思うかい？

---

iii　IE：infectious endocarditis（感染性心内膜炎）

1章　ケースカンファレンス（日中編）

Q3 最終診断は？

❶ Libman-Sacks 心内膜炎
❷ IE
❸ 悪性リンパ腫
❹ 左房粘液腫
❺ 奇異性脳塞栓

❶ Libman-Sacks 心内膜炎って初めて聞きました．あまり❷ IE ではない気がします．

でも❷ IE を否定もできない気がするので，抗菌薬は完遂したくなります．❸悪性リンパ腫の心臓病変はよく聞きますが，リンパ節生検で否定的であれば可能性は低そうですね．❹左房粘液腫は心房中隔に多いんでしたっけ．教科書の図とも違う気がします．

皆さん今日はとても順調だね！ つまり感染症らしくはないけど心内膜側に構造物があるので，非細菌性心内膜炎と診断しました．まとめると，SLE に合併する非細菌性心内膜炎である❶ Libman-Sacks 心内膜炎の症例でした．

最終診断　SLE ⇒ Libman-Sacks 心内膜炎 ⇒ 心原性脳塞栓症＋血球貪食症候群発症 ⇒ 発熱・高体温

解説

1. IE について

IE は，弁膜や心内膜，大血管内膜に疣腫を形成し，菌血症や血管塞栓，心不全などの多彩な臨床症状を呈する全身性敗血症性疾患です．塞栓症に対する手術適応については，適切な抗菌薬治療後の脳塞栓＋10 mm 以上の疣腫でクラス Ⅰ，10 mm 以上の可動性のある疣腫＋高度弁機能不全でクラス Ⅱa，30 mm 以上の疣腫でクラス Ⅱa，10 mm 以上の可動性のある疣腫でクラス Ⅱb とされています[1]．また，適切な抗菌薬治療を行っても感染コントロールが不良であればクラス Ⅱa の適応となります．

2. 非細菌性心内膜炎について

非細菌性心内膜炎 (nonbacterial thrombotic endocarditis；NTBE) では，細菌感染を伴わず，無菌性に血小板およびフィブリン血栓による疣腫を形成します．卵巣癌や肺癌，膵癌などの悪性腫瘍による凝固亢進状態による NTBE を Trousseau 症候群と呼びます[2]．また，SLE に合併する NTBE として Libman-Sacks 心内膜炎があります．過凝固状態によって引き起こされた心臓内皮細胞の障害と考えられており，SLE の活動性とも相関が示唆されています．小型の疣腫であることが多いものの，10 mm 程度になることもあり，塞栓症を起こすことが報告されています[3]．

本症例の振り返り

今回の症例とIEの手術適応を照らし合わせてみます．塞栓症既往の10 mm以上の疣腫ですが，塞栓症が抗菌薬治療前に発症したため，準緊急手術のクラスⅠ適応とは言えません．今回の発熱がIEによるものであれば，治療抵抗性と考えられ，待機的手術のクラスⅡa適応となりますが，CRP上昇もなくやや非典型的で，血液培養も1/4セットのみ陽性で，その後追加した2セットも陰性でした．そうすると「10 mm以上の可動性のある疣腫」ということで手術はクラスⅡb程度の適応であり，「考慮」となります．

今回はSLEとLibman-Sacks心内膜炎が主体と考えられましたが，発症時期不詳の血球貪食症候群も併発したため病態が非常に煩雑となり，全身状態も不良でした．IEの手術のタイミングは逸するべきではありませんが，本当に早期手術をするべきなのか，病態を再評価することが重要です．

 うし先生からの **Take Home Message**

- 心原性脳塞栓では塞栓源評価をしっかり行おう！
- ガイドライン上は手術適応であっても総合的な判断が重要！

文献

1) 日本循環器学会．感染性心内膜炎の予防と治療に関するガイドライン（2017年改訂版），https://www.j-circ.or.jp/cms/wp-content/uploads/2020/02/JCS2017_nakatani_h.pdf［2025年2月閲覧］
2) Trousseau A. Phlegmasia alba dolens. Clin Med Hotel Dieu Paris 3：94, 1865
3) Abdisamad M, et al. Libman-Sacks Endocarditis, https://www.ncbi.nlm.nih.gov/books/NBK532864/［2025年2月閲覧］

Case6

難易度 ★★☆

無症状の心電図異常
それでもカテ室に行きますか？

 今回は少し趣向を変えて，まず1枚の心電図を見てもらい，診断と方針を考えてもらいます（図1）．

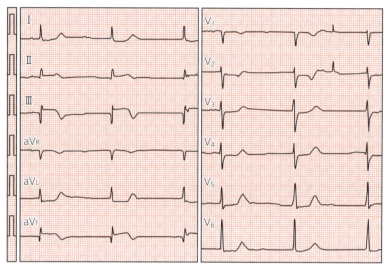

図1 心電図

Q1 この心電図から，診断はどれでしょう？（複数選択可）

❶右冠動脈のSTEMI[i]
❷左冠動脈前下行枝のSTEMI
❸左冠動脈回旋枝のSTEMI
❹正常洞調律のSTEMI
❺完全房室ブロック

 今回は心電図だけなんですね．まずⅡ，Ⅲ，aV_Fで ST 上昇しています．それと徐脈です．下壁誘導で ST 上昇しているので❶ RCA[ii] の STEMI ですか？

 後で詳しく症例提示するよ！ ぺん先生，調律はどうだい？

 洞不全症候群か❺房室ブロックか判断が難しいですね．これ，P 波あるんですか？

 OK．まず調律を見てみよう．徐脈なのは確かだけど，よく見ると QRS 波の間に P 波が隠れてそうだね（図1' 丸）．QRS 波も regular だから❺完全房室ブロックと考えましょう．

---

i　STEMI：ST elevation myocardial infarction（ST 上昇型心筋梗塞）
ii　RCA：right coronary artery（右冠動脈）

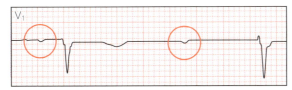

図1' V₁誘導（丸：P波）

 P波があるので，一応，洞結節は機能しているんですね．

次にST-T変化です．Ⅱ，Ⅲ，aV_FでST上昇し，Ⅱ＜ⅢでST上昇が目立つので，❶ RCAのSTEMIと考えられます．V_{2, 3}で鏡像変化と思われるわずかなST低下がありますが，V₁ではST変化はないので，右室梗塞も合併しているのかもしれません．RCA近位部が責任病変の可能性が高そうですね（表1）[1]．

表1　急性心筋梗塞の梗塞部位とST上昇（低下）部位の対応

梗塞部位	ST上昇	ST低下（鏡面像）
前中隔～前壁	V₁～V₄	Ⅱ，Ⅲ，aV_F
側壁	Ⅰ，aV_L，V₅，V₆	Ⅱ，Ⅲ，aV_F
後壁	（－）	V₁～V₄
下壁	Ⅱ，Ⅲ，aV_F	Ⅰ，aV_L，V₁～V₆
右室	V₁，V₃R～V₅R	（－）

〔山下武志（編）．心研印 心電図判読ドリル，p.60，医学書院，2022 より転載〕

 やった！　久々に正解！

 よかったね（笑）．さぁ，お待ちかねの症例に入っていこう！

症例	82歳女性．主訴：なし（定期受診）．
現病歴	肺腺癌で当院呼吸器科に外来通院中．抗癌剤による薬剤性間質性肺炎でプレドニゾロンを開始し，1ヶ月前に1週間入院治療を行っていた．10日前に発熱と倦怠感を主訴に救急外来を受診し，血液検査を施行後，点滴を施行して帰宅している．倦怠感は持続していたが悪化も見られなかったため，予定通り本日の定期受診に来院した．発熱は改善している．
既往歴	肺腺癌，高血圧症，不眠症
内服薬	デキストロメトルファン，プレドニゾロン，アムロジピン，ゾピクロン
バイタル	意識クリア，血圧 92/68 mmHg，脈拍 42 bpm，呼吸数正常，SpO₂ 95%，体温 36.4℃．
現症	全身状態はそこまで悪くなさそう（だるそうではある）．看護師によるバイタル測定で徐脈が見られたため，医師の口頭指示で心電図を施行し，外来待合のベンチで座って待っている．

今回のシチュエーションは他科の定期受診です．一応みんなは呼吸器内科医という設定なんだけど，まぁ気持ちは循環器内科医のつもりでもいいよ（笑）．さぁどうしよう？

Q2 対応する順番に並び替えてください

❶発症時期が不明なので血液検査を行う
❷循環器コンサルトを行う
❸ストレッチャーで処置ベッドに移動して心電図モニターを装着する
❹同伴者を確認し，病状説明を行う
❺入院パンフレットを看護師から渡してもらう

え，これSTEMIですよね！ 無症状なんですか！？ まぁ，まず❷循環器コンサルトをします！

いいね，正解！ いぬ先生はすぐにコンサルトをするもんね！

（喜んでいいのかわからない……）

すでに房室ブロックで循環不安定ですし，まずは処置ベッドに移動して❸心電図モニターを装着した方が良いと思います．むしろ❷循環器コンサルトはその後では？

ぺん先生はいろいろわかっているからそう考えるよね．正解は1つではないと思いますが，改めて，<u>呼吸器内科の定期受診時の呼吸器内科医という設定</u>を思い出しましょう．しばらく倦怠感があって，発熱は改善したけれども，抗癌剤による副作用で肺癌の治療がうまくいかず，今後どんな転帰を辿るのか患者さんも不安に感じていると思います．

ボクだったら泣いちゃいそうです……．

そこで，何の説明もなくいきなり❸ストレッチャーで処置ベッドに移動して心電図モニターをつけられたらびっくりするよね．そもそも胸痛のエピソードもなく，無症状であることから，どれだけ緊急性があるのかこの時点ではまだわかりません．

確かに……．

心電図から，STEMIの発症時間をもう少し検討してみるよ．Q1で，完全房室ブロックを合併したRCA近位部のSTEMIということはわかったね．Ⅲ誘導では異常Q波がありそうですが，ST上昇も対側の鏡像変化も残ったままです．このことから，比較的急性期（発症12時間以内）の可能性が高そうです．

時間が経つとSTは正常化してきますからね（図2）[1]．

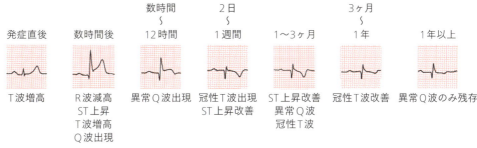

図2 急性心筋梗塞症例における心電図の経時的変化
〔山下武志（編）．心研印 心電図判読ドリル，p.61，医学書院，2022 より転載〕

そう！ 循環器コンサルトを受けたのはオレだったんだけど，他の患者さんも待っているし，呼吸器内科の定期外来で今後の処置をするべきではないと判断し，こちらで引き継ぎました．その段階で呼吸器内科の先生に❹本人と家族に非専門医として簡単な説明をしてもらいました．

ワンクッション挟んだんですね．

並行してオレが患者本人のところへ行き，具合を確認しつつ心エコーを行ったところ，やはり下壁の壁運動障害がありました．すぐに緊急カテーテルを行うため，検査について患者さんに説明しました．このとき，看護師さんに❶血液検査をしてもらい，❺入院の説明もしてもらいました．まとめると，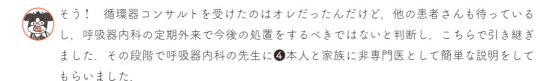という流れでした．

診療の流れが大事なのですね．

そういうこと！ こちらとしても急がなきゃとは思ったものの，やっぱり患者さんは動揺していました．

> 私，心筋梗塞なんですか？ なんともないですよ？ え，今日入院なんですか！？ カテーテル？ ちょっとよくわからない．私，癌の末期だし，そこまでしなくても良いかな．

さて，どうしますか？

Q3 緊急 CAG[iii]，しますか？

❶する
❷しない

---

iii CAG：coronary angiography（冠動脈造影）

本人は嫌がっているんですね……．治療を受けるかどうかは本人の意向だし，ボクなら❷やめちゃうかも……．

本人の意向は大事だよね．そしたら帰宅かい？

いや，入院はしてほしいですけど……．

循環器内科としては❶絶対カテですね．ワタシなら理詰めで説得します．

強気だね～．ぺん先生らしい（笑）．

結局どうすればいいんですか！？

この展開はある程度予想できていたので，最初に呼吸器の先生からコンサルトがきたときに2つ確認しておきました．1つは「予後」で，まだしばらく見込めるとのことでした．2つ目は「主治医の意見」です．癌の状態や全身状態，これまでのACP[iv]として，緊急PCI[v]は妥当かどうかを率直に聞きました．今のところ予後を規定するイベントもなく，本人の理解力も十分にあり，ぜひ治療をしてほしいとのことでした．患者さんと家族にそのことを伝えると，それならカテーテル検査とPCIをしてほしいとご理解されました．

言い方次第なのですね．患者さん本人は「癌の末期」と言っていたけど，実際はそうではなかった．

うん，伝え方ってすごく大事だよね．それで，図3がRCAのCAGです．予想通り#1 100%でした（図3a）．ワイヤーも比較的スムーズに通過したため，比較的新しい病変と考えられます．PCIで無事に狭窄は解除され，完全房室ブロックも改善しました（図3b）．

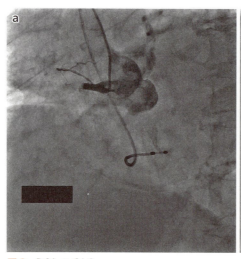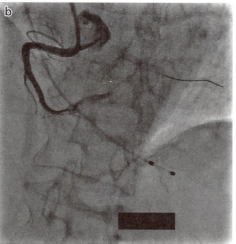

図3 RCAのCAG
a：PCI前，b：PCI後

---

iv　ACP：advance care planning（将来の医療・ケアについて，本人・家族など，医療者が話し合い，本人による意思決定を支援すること）
v　PCI：percutaneous coronary intervention（経皮的冠動脈インターベンション）

最終診断　RCA 近位部の急性心筋梗塞 ⇒ 完全房室ブロック

解説

近年は「腫瘍循環器」という診療分野に注目が集まっています．腫瘍循環器では，腫瘍と循環器疾患の両者が重なった領域を扱います．癌の治療成績が向上し，近年では免疫チェックポイント阻害薬なども登場したことにより，癌患者の寿命は年々延長しています．一方，癌の再発ではなく，心血管病などその他の疾患により死亡する症例が増えてきています．また，心血管毒性を有する化学療法や，放射線治療による影響で心血管イベントが増加することもあります．対象とする担癌患者は高齢者のことが多いため，高血圧症や脂質異常症，糖尿病などの心血管危険因子を併存疾患に含んでいます．

個々の症例により適切な診療が大きく異なる分野ですが，「心血管の状態」と「腫瘍の状態」の両者に焦点を当てた診療が重要視されてきています．

本症例の振り返り

本症例では上皮成長因子受容体チロシンキナーゼ阻害薬であるオシメルチニブ（タグリッソ®）という抗癌剤を使用しており，それによる薬剤性間質性肺炎に対して抗癌剤中止とステロイド治療が行われていました．悪性腫瘍を合併した循環器診療を行うにあたっては，悪性腫瘍の原発巣や stage（予後）だけでなく，腫瘍や治療における心血管への影響を考えることが重要です．本症例では心膜などへの転移はみられませんでした．また，使用していた上皮成長因子受容体チロシンキナーゼ阻害薬は QT 延長などの注意が必要ですが，動脈硬化性疾患を増悪させる報告は少ないです．しかし，原疾患が肺腺癌ということを踏まえて確認すると，20 本/日の喫煙歴がありました．また悪性腫瘍は，生活習慣病などの共通因子だけでなく，慢性炎症や酸化ストレスなどを悪化させることで虚血性心疾患をはじめとする循環器疾患の有病率を上げることも知られており[2]，今回の急性心筋梗塞の発症に関与していたものと考えられました．

実臨床では，患者さんに STEMI と伝えて緊急 CAG を提案する際に，了承を得られないことが稀にあります．理由を聞いてみると様々で，本症例のように「もう長生きしなくてもよい」と悲観的に言われることもあれば，「仕事などで入院ができない」と言われることもあります．しっかり説明しても病状が全く理解できていないこともあります．患者さんの言う理由が理に適っているのかと，それは医学的に妥当なのかを考えると，方針が見えてくるのではないでしょうか．

うし先生からの Take Home Message

- 心電図変化から STEMI の局在部位と発症時期を推測しよう！
- 侵襲的検査や治療を提案する説明の仕方を工夫しよう！

文献
1) 山下武志（編）．心研印 心電図判読ドリル，医学書院，2022
2) Handy CE, et al. Synergistic Opportunities in the Interplay Between Cancer Screening and Cardiovascular Disease Risk Assessment：Together We Are Stronger. Circulation 138：727-734, 2018

Case7

難易度 ★☆☆

循環器内科から紹介の全身性浮腫
心不全ではないですか？

 今回は紹介状を受け取るところから始めるよ！ 全身性浮腫の患者さんが，他院の循環器内科（単科病院）から**表1**の手紙をもって当院の総合診療科を受診しました．まずみんなは総合診療科として診療方針を考えてみよう．

うし先生病院　総合診療科　ご机下

　約半年前に整形外科より股関節術前の**下腿浮腫**などで当院循環器内科紹介となり，**エコーで深部静脈血栓症はなく，心房細動のみであったため**，DOACでの抗凝固療法のみ施行しています．
　同時期にHb 8.0 mg/dL程度の貧血あり．他院血液内科に紹介精査をしていましたが，その際に**心不全の状態**となりました．
　約2ヶ月前に当院循環器内科に転院し，輸血と利尿薬治療で対応しています（血液内科では貧血の原因は不明だったとのことです）．
　1ヶ月前に心拡大と全身性浮腫が悪化し利尿薬を増量しましたが，**利尿反応不良**でした．**CTで新規胸膜肥厚を認め，腫瘍マーカーも高値であり，心不全のみでは説明がつかない**と判断しました．
　貴院総合診療科での精査加療をお願いします．

A病院　循環器内科　拝

表1 当院への紹介状（抜粋）

症例	81歳女性．全身性の浮腫
現病歴	**表1**参照
既往歴	持続性心房細動，心不全，股関節術後
内服薬	フロセミド20 mg/日，トルバプタン7.5 mg/日，アピキサバン5 mg/日，ベプリジル100 mg/日
バイタル	意識クリア，血圧140/80 mmHg，脈拍80 bpm，呼吸数18回/分，SpO₂ 95%（鼻カニューラ2 L/分），体温36.5℃．
現症	頭頸部：外頸静脈は腫脹．胸部：右にやや肺雑音．腹部：平坦 軟 やや腹部膨満感あり，圧痛はなし．四肢：両下腿浮腫あり（1+）
検査	当院外来で胸部X線（**図1**），心電図（**図2**），血液・尿検査（**表2**），心エコー（**表3**），造影CT（**図3**）を施行し直した．

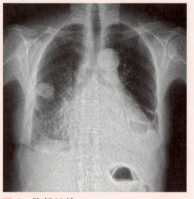

図1 胸部X線

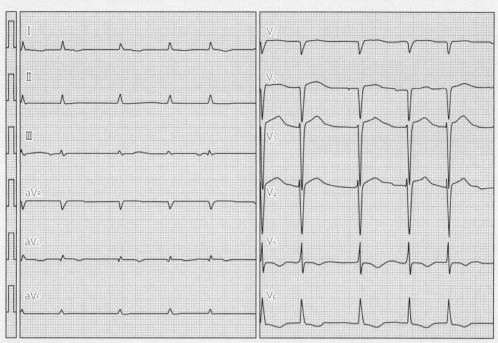

図2 心電図

表2 血液・尿検査（赤太字：高値・陽性，黒太字：低値）

血液検査				尿検査	
WBC	2,300/μL	Cl	102 mEq/L	pH	6
好中球	60%	AST	28 U/L	比重	1.01
好酸球	0.50%	ALT	30 U/L	蛋白	（＋）
好塩基球	0.50%	LDH	300 U/L	糖	（－）
リンパ球	30%	ALP	251 U/L	潜血	（＋）
単球	10%	γ-GTP	49 U/L	ケトン体	（－）
RBC	260×10⁴/μL	BUN	25 mg/dL	ウロビリノーゲン	（±）
Hb	8.0 g/dL	Cr	1.0 mg/dL	ビリルビン	（－）
Ht	24%	CRP	0.30 mg/dL	白血球	（－）
Plt	15×10⁴/μL			沈渣赤血球	1-4/HPF
TP	7.5 g/dL			沈渣白血球	1-4/HPF
Alb	3.5 g/dL				
Na	140 mEq/L				
K	4.0 mEq/L				

表3 心エコーレポート

LA		LV		MV	
LADs	47 mm	LVDd	40 mm	AcT	100 ms
RV		LVDs	20 mm	TV	
RVD	31 mm	IVSTd	13 mm	TAPSE	12 mm
心膜液	（+）8 mm 解離	LVPWd	13 mm	IVC	
RV collapse	（+）	EF (Teichholz)	53%	IVC	21 mm
AV		EF (Simpson)	51%	呼吸性変動	＞20%
AODd	32 mm	EDV (2ch)	75 mL	推定右房圧	8 mmHg
		EDV (4ch)	61 mL	TR-PG	28 mmHg
		EDV (bp)	70 mL		
		ESV (2ch)	37 mL		
		ESV (4ch)	29 mL		
		ESV (bp)	35 mL		
		EF (2ch)	51%		
		EF (4ch)	52%		
		EF (bp)	51%		

Chamber size Wall Thickness Wall Motion Valve Comment	LA 拡大（2+），可視範囲 Thrombus，RA 拡大（2+） LVH（+），moderate concentric, LVOT 乱流 flow Asynergy（−） MR：moderate〜severe，AR：trivial，TR：moderate LV 壁運動：全体的にやや低下，LVEF Simpson bp 51%，LV 拡大（−），LVH（+）moderate concentric LA・RA ともに中等度拡大（+），可視範囲で血栓様エコー像（−） MR moderate〜severe，AR trivial TR moderate，RV 拡大（−），RV motion 低下（+） IVC 拡大（+），呼吸性変動は安静時呼吸下で 20% 以上あり 全周性に少量の心膜液（+），collapse sign（−） 胸水多量
主要所見	①LV 壁運動やや低下，LVEF 正常下限〜やや低下，moderate concentric LVH ②moderate〜severe MR，moderate TR　③RV motion 低下，④全周性に少量の心膜液（+）

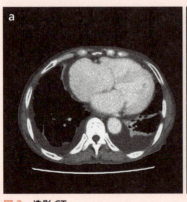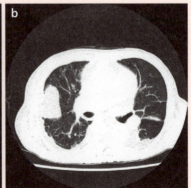

図3　造影 CT
a：縦隔条件，b：肺野条件

Q1 外来受診時の方針はどうしますか？

❶心不全と診断し，紹介元にお戻しする
❷心不全と診断し，当院循環器内科で利尿薬治療を行う
❸何らかの全身性疾患の精査が必要と考え，当院総合診療科に入院してもらう
❹何らかの全身性疾患の経過観察が必要と考え，1週間後の当院総合診療科外来を予約する
❺引き続き外来で追加検査を行う

これは心不全なのではないですか？ 比較的重症な MR[i] もあるし，CT画像の肺野も胸水に見えます（図3）．❶でも良いのではないでしょうか？

え，戻しちゃってもいいんですか？ ボクならビビって❸ウチの総合診療科に入院させちゃいそうです．

OK！ 2人とも理に適ってると思うよ．ただ，前医循環器医からの手紙には「心不全のみでは説明つかない」と書いてあって，心不全があることはわかっているよね．その上で背景疾患を調べたいけど，単科病院では難しいから紹介してもらったわけなんだ．

確かに，手紙の背景も読み解かないといけないですね……．

もちろん紹介の経緯や入院ベッドの確認は必要だけど，総合診療科で心不全以外の精査を行った方が良いんでないかな．酸素投与も必要だし，❺外来診療は難しそうだね．低酸素血症は心不全が原因の可能性があるから，循環器内科に一報入れた方が親切だよね．すると，❸全身性疾患の精査が必要と考え，当院総合診療科に入院するが妥当かな．

ビビって正解でした！

ちなみに臨床では「入院させる」と言ってしまいがちだけど，本来，診療方針は患者さんの同意があって成り立つものだから，強制させるような言い方はあまり良くないかもね．

すみません．気をつけます……．

とまぁ，ネチネチはこれぐらいにして，もう少し外来での検査結果を読み解いてみよう．2人とも順に言ってみて！

胸部レントゲンでは心拡大と肺うっ血がありそうで，右中肺野に腫瘤影を認めます（図1'）．

そうだね．ぺん先生も言ってくれたように，CTでは葉間胸水でも矛盾はなさそうだ（図3）．あとCTだと両心房，特に右房が大きいね．心膜も少し厚く見えます．

心電図は AF[ii] 波形ですが，細動波がはっきりしません（図2）．AFの罹患歴が長そうです．あと $V_{5,6}$ で陰性T波があります．

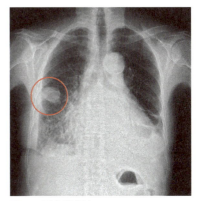

図1' 腫瘤影（丸）

---

i MR：mitral regurgitation（僧帽弁逆流）
ii AF：atrial fibrillation（心房細動）

心エコーも心房拡大が著明なので，確かにAFの罹患歴はかなり長そうだね（図3）．重症相当のMRもあるけど，これは弁輪拡大による機能性MRでよさそうかな．

血液検査では中等度の貧血，尿検査では潜血尿と蛋白尿があります（表2）．

あと白血球も少し低いので，2系統の血球減少だね．実はもう少し気になる所見があるんだけど，後で言うね（ニヤニヤ）．

（なんでニヤついてるんだ……）

まとめると，AF歴が長く，心房性の重症弁膜症もあって，両心不全徴候がありそうな検査結果だ．確かにぺん先生が最初に言った通り，「循環器内科の問題ではない？」と思っても無理ないかもしれないね．総合診療科として当院で何をすべきか考えてみよう．

Q2 最も優先度の低い検査はどれですか？

❶循環器内科に右心カテーテル検査を依頼する
❷腫瘍マーカーと内分泌系の血液検査を追加する
❸胸水穿刺を施行する
❹心嚢穿刺を施行する
❺血液内科に骨髄穿刺を依頼する

❶循環器内科に右心カテーテル検査を依頼するなら，前医でお願いしてもいいような気がしますが……．

つまり，❶循環器内科，❷内分泌内科，❸呼吸器内科，❺血液内科にコンサルトですね．

おいおい，もう少し自分の力で考えようよ！

すみません……．

1つ1つ検討してみよう．まず循環器的には心不全による肺うっ血でよさそう（Case3 図3参照）だけど，確かに胸水は左やや優位（図3a'）で，前医の紹介状（表1）にも利尿反応不良とあるよ．本当に肺うっ血があるか（肺動脈楔入圧や右房圧が高いか）確認するためには❶右

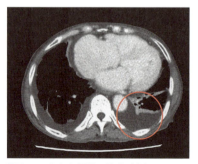

図3a' 左やや優位の胸水（丸）

心カテーテル検査はとても有効だから，これだけでも循環器内科に依頼しても良いかもしれないね．

 カテーテル検査を依頼するのってハードルが高い気がしていたんですが，いいんですか？

 お気軽に相談しておくれ～！　次に，血液検査の追加項目は難しいところだね．一般的に腫瘍マーカーを先行するのはあまり良くないけど，前医で詳細不明の腫瘍マーカーが高値だった（表1）ということだから，❷ CEA や CA19-9 などはとらざるを得ないかもしれない．あと心電図で低電位だったのに気がついたかな（図2'）？　全身性浮腫の鑑別として，甲状腺機能低下症はとても重要なので，❷ TSH や FT_4 は確認しておこう．

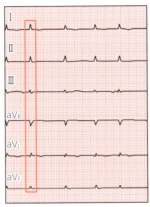

図2' うし先生の指摘（肢誘導低電位）

 低電位，見逃していました，クヤシイ……．

 大丈夫，次頑張ろう！　❸胸水穿刺も本当に心不全による漏出性胸水か確認するのに有効です．ただ，心膜が肥厚しているのか悩ましいけど，心膜液自体はごく少量で，穿刺はかなり難しい．この段階で❹心嚢穿刺はするべきではないね．

 心嚢穿刺って怖いですもんね．

 怖いんだよ～．ただし，❺骨髄穿刺はハードルが低めだ．鑑別疾患をしっかり考えるべきだけど，骨髄穿刺の適応を含め，改めて血液内科に一度相談しても良いかもね．

 実際はどうされたんですか？

 まず左胸水穿刺をしましたが，Light の基準[1]だと漏出性胸水でした．その後，血液検査を少し足したところ，腫瘍マーカーは CA-125 のみ軽度高値でした．婦人科領域の悪性腫瘍で上がりやすいマーカーなので産婦人科にコンサルトしたところ，「問題なし」とコメントをもらっています．また TSH[iii] が 30μIU/mL と高値だったため，レボチロキシン

---

iii　TSH：thyroid stimulating hormone（甲状腺刺激ホルモン）

を開始しました．

TSH 上昇＝甲状腺機能低下を補うためにホルモンを補充すると．

なお血液内科に相談したところ，前医で骨髄検査をしたことがあると本人談があり，骨髄穿刺再検まではしなくても良いのではということになりました．ほかにアスベストの曝露歴はありません．この時点でもまだ循環器内科に相談されていないので，もちろん右心カテーテルはやっていません．胸水はフロセミド静注を行っても改善しませんでした．

なんだかすっきりしないですね……．

胸水穿刺からも心不全だけで良い気がしますねぇ．

さぁ，次はもう診断だよ！

Q3 最終診断は？

❶多発性骨髄腫
❷甲状腺機能低下症
❸心不全（のみ）
❹卵巣癌腹膜播種
❺悪性胸膜中皮腫

わかっているのは，❷甲状腺機能低下症くらいですかね．全身浮腫も起こるし，心電図も低電位になるし……．

自分は心不全推しです．❸に一票！

よしよし．さぁここからが本番だ．実はこの症例を担当している女性の研修医の先生から夜に相談を受けたんだ[iv]．「心不全の患者さんの方針が決まらなくて困っています」と．もう気合い入っちゃうよね！

おぉ〜♥

（それはいいように利用されているような……）

何か言ったかな？　それでこれまでの経過を確認して，ただの AF・MR による心不全では説明がつかないことをまとめたんだ．ポイントは①心電図での低電位，②高血圧や糖尿病歴がないのに潜血尿と蛋白尿を伴う腎機能障害，③血清アルブミンがやや低値にしてはやや血清蛋白高値，④中等度の貧血，⑤利尿反応不良の肺うっ血，⑥心肥大（LVH[v] moder-

---

iv　もちろん架空の設定です！
v　LVH：left ventricular hypertrophy（左室肥大）

ate，左室壁13 mm）だよ．本当はこれら1つ1つをプロブレムリストに挙げて鑑別疾患を考えるべきだけど，共通する疾患が何かわかるかな？

アミロイドーシスですか？

正解！ さすがぺん先生だね．アミロイドーシスも病型やその原因疾患によって様々だけど，今回は多発性骨髄腫に由来するAL（心）アミロイドーシスと考えるのが妥当だよね．オレがそう言っていたと研修医の先生から血液内科に伝えてもらい，FLC[vi]や免疫グロブリンの測定を経て骨髄生検を施行したところ，形質細胞浸潤を確認し，❶多発性骨髄腫の確定診断となりました．

最終診断 長期持続性AF ⇒ 心房性MR＋多発性骨髄腫 ⇒ 全身性ALアミロイドーシス

解説

アミロイドーシスは，折りたたみ異常を起こした前駆蛋白質がアミロイド線維を形成し，全身の様々な臓器に沈着することで機能障害を起こす疾患の総称です[1]．心臓の間質にアミロイドが沈着して生じる心アミロイドーシスは病型別にAL，ATTR（ATTRwt，ATTRv），AAに分類されますが，臨床上問題となるのはALアミロイドーシスとATTRアミロイドーシスが多いです．図4[2]にガイドラインの診断フローチャートを示します．ALアミロイドーシスはM蛋白の検出，ATTRアミロイドーシスは^{99m}Tcピロリン酸シンチグラフィ（骨シンチ）の集積が特徴的です．

治療法としては，ALアミロイドーシスの場合は化学療法を行います．ATTRアミロイドーシスの場合はTTR四量体安定化薬であるタファミジスが近年保険適用となりました．心アミロイドーシスを示唆する特徴として，利尿薬治療抵抗性のHFpEF[vii]や心電図で低電位を伴う心肥大などが挙げられています．HFpEF患者108人を前向きに心筋生検したところ，14％の症例が心アミロイドーシスと診断されたとも報告されており[3]，治療法も増えてきたことから，近年はその有病率の高さと早期診断の重要性に注目が集まっています．

本症例の振り返り

本症例では心筋生検を施行していないため，心アミロイドーシスの確定診断ではありません．また多発性骨髄腫に合併しやすいALアミロイドーシスは心臓合併すると予後が不良であることが知られています．AFの罹患歴は非常に長そうであるため，非常に長期のAFとそれによる慢性MRを背景に，比較的最近多発性骨髄腫と心アミロイドーシスを合併し，利尿薬治療抵抗性の心不全として顕在化したものと考えました．

AL型に限らず，アミロイドーシスは早期診断・早期治療が重要です．アミロイドーシスは心電図で低電位を認めるのが特徴で，鑑別として重要なものは心膜液と甲状腺機能低下症です．特に，本症例のように，心肥大にもかかわらず心電図で低電位所見を認めたら，アミロイドーシス

---

vi　FLC：free light chain（遊離L鎖）のκ/λ比を見る多発性骨髄腫の検査
vii　HFpEF：heart failure with preserved ejection fraction（左室駆出率の保たれた心不全）

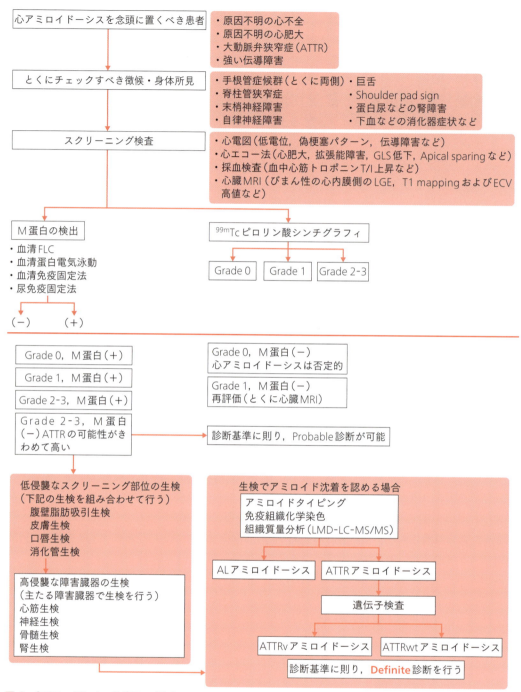

図4 心アミロイドーシス診療アルゴリズム
日本循環器学会．2020年版　心アミロイドーシス診療ガイドライン．
〔https://www.j-circ.or.jp/cms/wp-content/uploads/2020/02/JCS2020_Kitaoka.pdf［2025年2月閲覧］〕

を考慮しましょう.

さらに，AL型の原因となる多発性骨髄腫にまで目を向けることが重要です．今回は施設の状況により心臓MRIが施行できませんでしたが，腎機能と施設設備が許すのであれば，造影MRIでの心内膜型の遅延造影を確認すると心アミロイドーシスの診断に寄与します．

また，本症例ではあまり検討には至りませんでしたが，心膜肥厚と難治性の（右）心不全を見たら，収縮性心膜炎も鑑別疾患に挙げるようにしましょう．

うし先生からの Take Home Message

- HFpEFをみたら一度はアミロイドーシスを考慮しよう！
- 専門科から一度は否定されても，診療経過を踏まえて必要なときは再度コンサルトをしよう！

文献

1) Light RW. Clinical practice. Pleural effusion. N Engl J Med 346：1971-1977, 2002
2) 日本循環器学会．2020年版 心アミロイドーシス診療ガイドライン，https://www.j-circ.or.jp/cms/wp-content/uploads/2020/02/JCS2020_Kitaoka.pdf［2025年2月閲覧］
3) Hahn VS, et al. Endomyocardial Biopsy Characterization of Heart Failure With Preserved Ejection Fraction and Prevalence of Cardiac Amyloidosis. JACC Heart Fail 8：712-724, 2020

Case8

難易度 ★★☆

難治性胸水を伴う息切れ
利尿薬? 胸水穿刺? それとも……

症例	72歳男性．1年前からの労作時息切れ，胸水，肝障害
現病歴	
1年2ヶ月前	心膜液と両側胸水あり，他院の循環器内科を受診し，急性心膜炎の診断で対症療法を行い軽快した．
7ヶ月前	再度労作時息切れと咳嗽，心膜液と胸水の再燃があり，前医で入院加療を行った．
5ヶ月前	心膜液評価のため当院膠原病外来を受診したが膠原病は否定的であった．肝障害も併発していたため当院消化器内科を受診し，改善がなければ肝生検を検討する方針となっていた．
今回	前医循環器内科で原因不明であった両側胸水の評価目的に当院呼吸器内科に紹介受診となった．
既往歴	2型糖尿病，脂質異常症，心膜炎
内服薬	ピタバスタチン2 mg/日，シタグリプチン，フロセミド20 mg/日
バイタル	血圧116/78 mmHg，脈拍96回/分，呼吸数18回/分，SpO$_2$ 96％（自発呼吸room air），体温36.1℃．
現症	頸静脈：怒張はないがやや張っている．心音：整 雑音なし．肺音：肺雑音なし．腹部：平坦 軟 圧痛なし．両下腿浮腫なし．特異的な皮疹なし．
検査	受診時の心電図（図1），前医の胸部X線の推移（図2），受診時の血液検査・尿検査（表1），心エコーレポート（表2）を示す．

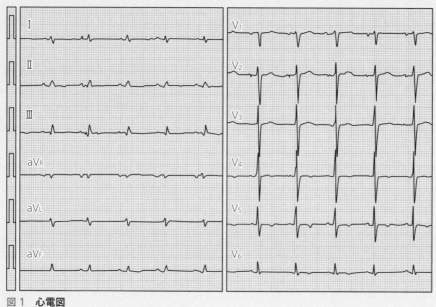

図1 心電図

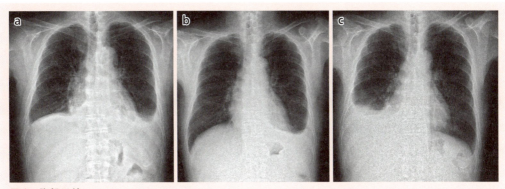

図2 胸部X線
a：受診1年2ヶ月前，b：受診7ヶ月前，c：受診5ヶ月前

表1 血液・尿検査（赤太字：高値・陽性，黒太字：低値）

血液検査				尿検査	
WBC	6,500/μL	Cl	100 mEq/L	pH	5
好中球	75.0%	AST	38 U/L	比重	1.039
好酸球	4.0%	ALT	27 U/L	蛋白	(±)
好塩基球	0.5%	LDH	278 U/L	糖	(4+)
リンパ球	15.0%	ALP	512 U/L	潜血	(±)
単球	6.5%	γ-GTP	514 U/L	ケトン体	(±)
RBC	500×10^4/μL	BUN	29.4 mg/dL	ウロビリノーゲン	(+)
Hb	15.0 g/dL	Cr	1.21 mg/dL	ビリルビン	(−)
Ht	43.0%	CRP	1.43 mg/dL	白血球	(−)
Plt	23.0×10^4/μL	CK	146 U/L	沈渣赤血球	1以下/HPF
TP	7.3 g/dL	HbA1c	8.2%	沈渣白血球	1以下/HPF
Alb	3.3 g/dL				
Na	136 mEq/L				
K	3.8 mEq/L				

表2 心エコーレポート

LA		LV		MV	
LADs	36 mm	LVDd	32 mm	E/A	0.70
RV		LVDs	22 mm	AcT	102 ms
心膜液	ごく軽度（+）	IVSTd	8 mm	DcT	166 ms
		LVPWd	9 mm	IVC	
		EF	60%	IVC	18 mm
		AV		呼吸性変動	<20%
		AODd	26 mm	推定右房圧	8 mmHg
				TR-PG	11 mmHg

Chamber size	normal
Wall Thickness	LVH（−）
Wall Motion	Asynergy（−）
Valve	MR：trivial，TR：mild
Comment	Asynergy（−），EF normal，LVH（−） trivial MR（+），mild TR（+），TR-PG 11 mmHg IVC径18 mmとやや拡大（+），呼吸性変動減弱あり ごく軽度の心膜液（+）
主要所見	RVにごく軽度の心膜液（+） IVC径18 mmとやや拡大（+），呼吸性変動減弱

これはもともと2型糖尿病と脂質異常症しかなかったのに，1年以上難治性の胸水が続いた症例で，前医循環器内科では原因不明（≒循環器疾患ではない？）と判断されて当院呼吸器内科に回ってきました．まずは呼吸器内科目線で，外来での総合的な方針を考えてみようか．

Q1 呼吸器内科医目線で，優先度が高い検査はどれですか？（2つ）

❶ 胸水穿刺
❷ 気管支鏡
❸ 胸腔鏡
❹ 胸部CT
❺ NPPV[i]

今回は呼吸器内科スタートなんですね．それにしても，文字で見ると病歴がわかりにくいです……．胸部レントゲンだと胸水が左優位から右優位に変わっているのが気になりますが，呼吸器内科ならやはり❶胸水穿刺じゃないですか？

あとは❹CTも必要ですね．前医の心エコーレポート（表2）からは，左室機能（LVEF[ii]）は正常でTR-PG[iii]も上昇していないし，IVC[iv]が軽度拡張している以外は特記所見がないので，心不全は否定的です．前医では胸水穿刺はしていないのですかね？

そうなんだよねぇ．みんなの言う通り，呼吸器内科外来であればまずは❹胸部CTを施行し，悪性腫瘍を含めた肺野情報を集めて，その後に❶胸水穿刺するのが一般的です．

❸胸腔鏡とか❺NPPVはどうなんでしょう？

オレも専門ではないけど，それぞれ答えるね．まず❸胸腔鏡は悪性胸膜中皮腫の評価目的で行われることがあるけど，胸水がある程度残存していないと難しいようなので，まずは穿刺だけの方がよさそうだ．❺NPPVは急性心不全には有効だけど，呼吸状態が安定した慢性胸水に使用する理由はないよね．

そしたら今回は2人とも正解ですね！

うむ，成長してきたね！　じゃあ続けるよ．胸水穿刺も行うため，いったん呼吸器内科で短期入院となりました．胸腹部の造影CT（図3）を施行したところ，両側少量胸水（図3b 矢印）に加えて少量腹水もあります（図3e 矢印）．右胸水穿刺を施行したところ，なんと漏出性胸水でした．

ということはHFpEF[v]ですか！？

確かにLVEFは保たれているし，肝障害はあるもののそこまで血清アルブミンは低下していないし，腎機能も正常だから，消去法だと心不全みたいな感じだよねぇ．

---

i　NPPV：noninvasive positive pressure ventilation（非侵襲的陽圧換気）
ii　LVEF：left ventricular ejection fraction（左室駆出率）
iii　TR-PG：tricuspid regurgitation-pressure gradient（三尖弁逆流圧較差）
iv　IVC：inferior vena cava（下大静脈）
v　HFpEF：heart failure with preserved ejection fraction（左室駆出率の保たれた心不全）

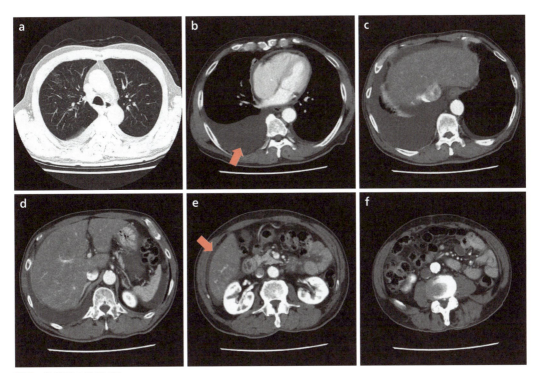

図3 胸腹部の造影CT
a：肺野条件，b〜f：縦隔条件

🐕 肝障害は大丈夫なんでしょうか？ 気になっちゃいます．

🐄 実は並行して肝生検もしてもらったんだけど，病理的には「うっ血肝」が疑わしいとのことでした．

🐻 ということは，心不全によるうっ血肝ということですか．

🐄 うん，実際そのような判断になり，消化器内科と呼吸器内科から，前医ではなく当院循環器内科に受診依頼がありました．うっ血しているなら利尿薬調整をする必要があるので，入院してもらっています．じゃあ次に，循環器内科で必要な検査を考えてみようか．

Q2 循環器内科として必要な検査はどれですか？

❶経食道心エコー検査
❷右心カテーテル検査
❸ CAG[vi]
❹心筋生検
❺心嚢穿刺

---

vi CAG：coronary angiography（冠動脈造影）

循環器で精査というと，とりあえず❷カテーテル検査のイメージですが，冠動脈疾患は除外した方が良いんですかね？　血管リスクもあるし．

わかりました！　この方は，左心機能は正常で，右心不全徴候によるうっ血肝なんですね．であれば，❷右心カテーテル検査で右心機能を評価するべきだと思います．

ぺん先生，良い視点です！　胸水は左心不全徴候でも右心不全徴候でも起こりうるけど，自覚症状と心エコーからは右心不全が主体であり，右心不全徴候で間違いなさそうです．ちなみに右心不全の鑑別疾患は何があるんだっけ？

えっと右室梗塞と……．

はい，時間切れー！　ここは意外と漏れがちだけど，ぺん先生が挙げた右室梗塞以外にも，例えばARVC[vii]などがあります．しかし前医の心エコー（表2）では右室の収縮障害や拡張の記載はなく否定的です．ただ，ほかのところもあまり記載がないので当院で再検するべきではありますが，現状評価としては❷<u>右心カテーテル検査</u>がいちばん良いでしょう．

やった2連続正解です！　ちなみにARVCを考えて❹心筋生検をするのはどうですか？

よく知ってるね！　確かにARVCを疑ったら右室生検を行うのは重要だけど，やはりまずは心エコーで右室の拡大や収縮障害を確認したいかな．あと❺心嚢穿刺については，この心膜液の量だと穿刺は難しそうです．

右心カテーテルの結果が気になります．

ほい，表3が右心カテーテル検査の結果です．PCWP（PCW）[viii]は20 mmHgですが，RAP（RA）[ix]も19 mmHgと高く，左房と右房がほとんど等圧です．なお，このときのCAGでは特に異常はありません．また，当院でも心エコーを再検しましたが，右房や右室拡大はほとんどありませんでした．さて，最終診断はなんだろうか？

表3　右心カテーテル検査

	圧mmHg〔収縮期/拡張期（平均）〕
PCW	23/19（20）
PA	36/23（28）
RV	36/18（22）
RA	22/21（19）
CO	4.0
CI	2.4
SV	43.2
SVI	25.7

※CAGは正常

---

vii　ARVC：arrhythmogenic right ventricular cardiomyopathy（不整脈原性右室心筋症）
viii　PCWP：pulmonary capillary wedge pressure（肺動脈楔入圧）
ix　RAP：right atrial pressure（右房圧）

Q3 最終診断は？

❶ 収縮性心膜炎
❷ 体質性黄疸
❸ 門脈圧亢進症による肺高血圧症
❹ 心房中隔欠損症
❺ ARVC

　カテーテル検査からは，右房圧が特に高いような……．

　そういえば，呼吸器内科で施行したCT（図3）でも心膜液が少量貯留し，心膜も少し厚く見えました．もしかしたら❶収縮性心膜炎ですか？

　正解！　変な右心不全を見たら❶収縮性心膜炎を考えるのは重要だよね．本症例ではトルバプタンなどで利尿薬強化をしたのち，外科で心膜剥離術を施行してもらいました．

最終診断　再発性急性心膜炎 ⇒ 収縮性心膜炎 ⇒ 右心不全 ⇒ うっ血肝

解説

1. 右心不全について

　心不全は，労作時息切れや夜間発作性呼吸困難感などが主体の左心不全と，全身性浮腫が主体の右心不全に分けられます．実臨床の多くはLVEF低下（HFrEF[x]）もしくはLVEF正常（HFpEF）の左心不全から始まり，心室中隔相互作用や肺うっ血からの右心負荷を経て，最終的には両心不全となることが多いです．左心機能（LVEF，左室拡張能）が正常でかつ右心不全徴候しかない場合は単独の右心不全を考慮します．

　この原因として，肺高血圧症（肺性心や慢性血栓塞栓性肺高血圧症などを含む），右室梗塞，収縮性心膜炎（心膜液貯留による右心系の拡張障害を含む），先天性心疾患（特に心房中隔欠損症），心筋症（心アミロイドーシスなど），弁膜症（特にペースメーカーリードによる一次性三尖弁閉鎖不全症など）が挙げられます．実臨床では，長期持続性心房細動とそれによる弁輪拡大に由来する僧帽弁・三尖弁閉鎖不全症では，慢性的な右心優位の両心不全になることが多いです．

2. 収縮性心膜炎について

　収縮性心膜炎とは，心膜が硬化し，心臓の拡張障害を来す疾患で，右心不全徴候を呈します．急性・再発性の心膜炎後に心膜肥厚することで収縮性心膜炎を発症することがあり，特に結核性心膜炎は収縮性心膜炎に移行しやすいため注意が必要です．

　収縮性心膜炎の循環動態は少し複雑です（図4）．健常者と比べて，収縮性心膜炎の患者さんで

---

x　HFrEF：heart failure with reduced ejection fraction（左室駆出率の低下した心不全）

は吸気時の胸腔内圧の低下が心腔内圧に伝わりにくくなります．そのため左房圧低下が減少し，左房や左室への血液灌流が減少します．その結果，右房や右室への血流は相対的に増加します（両心室が逆の変化をするため discordant pattern とも呼びます）．収縮性心膜炎と一見類似した病態の拘束型心筋症では，このような吸呼気の血流変化は生じにくいです．

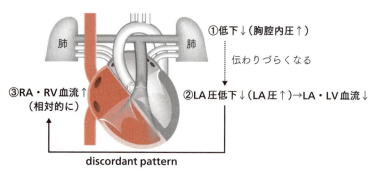

図4　収縮性心膜炎の循環動態

　CT検査などで心膜の肥厚を確認できれば収縮性心膜炎を疑うことができますが，必ずしも明らかな心膜肥厚を伴うわけではありません．右心系の拡張障害が主病態のため，カテーテル検査での評価が有用です．右室の拡張期圧が dip and plateau を示すことが有名で，右室圧・左室圧同時圧測定を行い，拡張期圧波形が右室と左室で一致することから収縮性心膜炎を評価することができます（図5）[1] し，カテーテル検査中に上記のような discordant pattern（吸気時に左室収縮期圧が低下し右室収縮期圧が上昇）を確認できれば特異度の高い検査所見と言えます．根本的な治療は外科的な心膜剥離術です．

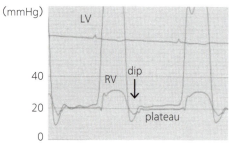

図5　左室（LV）と右室（RV）の同時圧記録
左室圧と右室圧の拡張末期圧はともに上昇し，ほとんど等圧になっています．また典型的な dip and plateau の波形を示しています．
〔小杉理恵，他．収縮性心膜炎様の血行動態を呈した重症三尖弁閉鎖不全症の一例．呼と循 61：1171-1175，2013 より一部改変して転載〕

本症例の振り返り

　今回は各科で評価をされ，最終的に循環器内科で診断された収縮性心膜炎の一例でした．前医循環器内科での評価では診断に至りませんでしたが，心エコー検査では一見正常に見えることもあり，診断が難しい疾患です．心不全評価を行う際には，左心不全と右心不全とに分けて考えた上で，心不全の原因を検討することが重要です（図6）[2]．特に，原因不明の右心不全を診た際には一度は収縮性心膜炎を疑ってみてください．

　本症例では，再発性の心膜炎の病歴もありました．炎症を繰り返すことで心膜肥厚し，収縮性心膜炎を来す場合があります．再発性心膜炎の既往歴をみた際にもぜひ収縮性心膜炎を疑うようにしましょう．

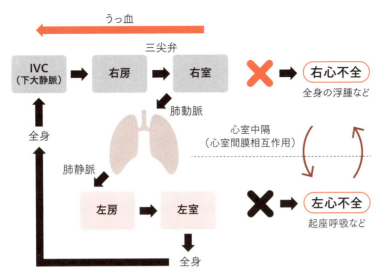

図6 右心不全・左心不全の病態生理
〔上原拓樹.循環器病棟の業務が全然わからないので,うし先生に聞いてみた,p.39,医学書院,2024より転載〕

 うし先生からの Take Home Message

- 心不全を疑ったら左心不全と右心不全のどちらが主体なのかを考えよう!
- 単独の右心不全を見たら,一度は収縮性心膜炎を考えよう!

文献
1) 小杉理恵,他.収縮性心膜炎様の血行動態を呈した重症三尖弁閉鎖不全症の一例.呼と循 61:1171-1175, 2013
2) 上原拓樹.循環器病棟の業務が全然わからないので,うし先生に聞いてみた,医学書院,2024

Case9

難易度 ★★☆

心不全で通院中の腰痛
ACPはどうですか?

症例	85歳男性.慢性的な腰痛
現病歴	もともと高血圧と糖尿病で近医通院.全身性浮腫で紹介となり,心不全(LVEF[i] 20%)の診断となり臨時入院した.心不全の原因精査を行った結果,拡張型心筋症と診断された.入院時に心室頻拍を繰り返したため,心保護薬に加えてアミオダロンを開始し,後日CRT-D[ii]を植込みし,当院外来通院が開始された.集学的治療が奏効し,心不全は改善傾向だったが,生活習慣の関係で慢性心不全の急性増悪を複数回発症し,臨時入院している.今回はその循環器内科の定期受診時に「以前から腰や背中が痛い」と訴えられた.
既往歴	脳出血,前立腺癌,糖尿病,高血圧症
内服薬	カルベジロール10 mg/日,スピロノラクトン25 mg/日,フロセミド20 mg/日,カンデサルタン2 mg/日など
バイタル	血圧112/72 mmHg,脈拍62回/分,呼吸数20回/分,SpO$_2$ 98%(自発呼吸 room air),体温36.5℃.
現症	身長178 cm,体重95 kg(BMI 30.0 kg/m^2).全身状態は良好.腹部:腹部膨満感あり,圧痛なし.腰背部:脊椎の複数箇所に叩打痛を認める.CVA[iii]叩打痛はなし.四肢:非圧痕性の浮腫を認める.
検査	定期受診時の心電図(図1)と胸部X線(図2)を示す.

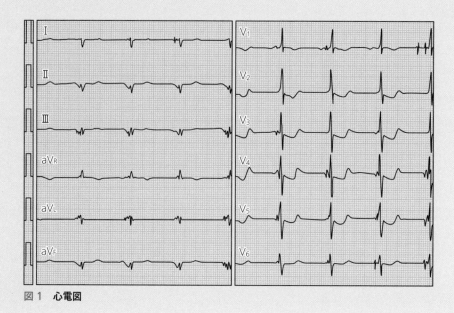

図1 心電図

---

i LVEF:left ventricular ejection fraction(左室駆出率)
ii CRT-D:両心室ペーシング機能(D)が付いた植込み型除細動器(CRT)のこと
iii CVA:costovertebral angle(肋骨脊柱角)

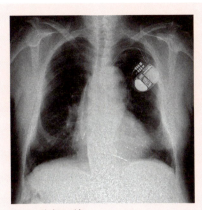

図2 胸部X線

　今回は，主訴は循環器とは直接関係ないけど，循環器診療をしている中での併存症とACP[iv]をテーマに，一緒に振り返ってみるよ．シチュエーションは，救急外来ではなく，循環器内科外来の定期受診です．受診時に相談された腰痛について一緒に考えてみよう．

Q1 循環器定期受診時の腰痛，どのように考え，どう対応しますか？

❶肥満に伴う慢性腰痛と考え，鎮痛薬を処方
❷整形外科的な慢性腰痛と考え，整形外科を紹介
❸red flag[v] な腰痛と考え，自科で本日血液検査と画像検査を施行
❹red flag な腰痛と考え，自科で次回血液検査と画像検査を施行
❺専門外来の限界と考え，家庭医になってくれるかかりつけ医を紹介

　今日は腰痛ですか，全然循環器内科じゃないですね……．

　循環器内科医である前に「内科医」だからね．内科医は全身を診られないといけないのだよ！

　わかりました！　なんとなく悪化傾向にみえるので，❸血液検査と画像検査は行った方が良い気がします．

　圧痛もあるんですよね？　体動時痛で圧痛があるなら筋骨格系の問題だと思うので，痛み止めを処方して希望されたら整形外科紹介ですかね〜．

　さすが，いぬ先生は熱くて，ぺん先生は少し冷めてるね（笑）．まず，病院の意向や環境にもよりますが，専門外来受診時に専門科以外のことを相談された場合，一般的にはしかるべき科に誘導した方が色々と良いとは思います．

---

iv　ACP：advance care planning（将来の医療・ケアについて，本人・家族など，医療者が話し合い，本人による意思決定を支援すること）
v　red flag：見逃してはいけない疾患を示唆する徴候や症状

今回でいうと整形外科ですね.

うん,なので,むしろ緊急性の判断と相談先の方向性を見定めるのが内科の初期対応として重要です.しかし,この患者さんは循環器内科外来のみ通院中で,ここがかかりつけなんだ.しかも心不全も決して安定しているとは言いがたいし,いちばんの予後規定因子だよね.

何回も急性増悪してますもんね…….

比較的高齢の方で,併存疾患が増えていくところを,全部専門科に誘導してしまうと上手くいかないよね.red flag サインとして考えられるのは「高齢,癌の既往」あたりだと思うけど,緊急性はなさそうだったから,鎮痛薬を処方し,❸自科で次回血液検査と画像検査を施行としました.

画像検査で何を施行するかも重要ですね.

血液検査の結果,ALP が 2,000 U/L 以上と異常高値でした.腰椎レントゲンを施行後の単純 CT では,椎体に多発の骨硬化像を認めています(図3 矢印).

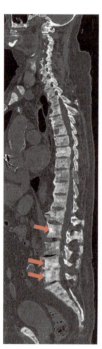

図3 単純 CT(矢状断,椎体に多発の骨硬化像を認める:矢印)

前立腺癌の骨転移ですか!?

その通り! そういえば前立腺癌の既往があったね.確認不足だったけど,改めて本人に確認したところ,手術などはしておらず,デキサメタゾンを定期内服していました.しかし,泌尿器科の主治医が代わったことを契機にウマが合わなくなり,通院を自己中断していたようです.

癌のstageとか予後とか，そのあたりの話は……？

それも全然されていなかったみたい．ステロイドを使用していることと，明らかな前立腺癌骨転移を考えると，あまり良い状況とは言えません．至急かかりつけ医に情報提供依頼と今後の方針の相談，共有のために，手紙を記載しました．

大変だぁ……．

返書はすぐにもらえて，「治療抵抗性のため予後は半年程度で，今後は療養病院入院も考えていましたが，受診が途絶えました」とのことだったので，本人に改めて「一度泌尿器科に受診して相談するように」伝えました．

通院してくれればいいですけど……．

しかし，泌尿器科受診前に腰痛が悪化し，体動困難となったため当院に救急搬送となりました．当院には泌尿器科がなく，またかかりつけ泌尿器科は単科病院であったため，当院の循環器病棟に入院となっています．

致し方なしですね．

オレが主治医になり，当院での疼痛緩和や放射線治療適応を検討するため，緩和ケア科と放射線科に相談をしました．その結果，疼痛はオピオイドまで使用しなくてもコントロールできて，緩和的放射線治療に関しても適応がありそうとのこと．疼痛などで少し心不全が増悪したため，心不全と疼痛のコントロールをしつつ，本人と家族にいったん病状説明をすることにしました．

病状説明，苦手なんですよね……．

この時点では，前立腺癌についてはまだ誰にも詳細な説明をできていません．本人の性格としては，自分の病気のことは自分で理解できるからまずは自分に説明してほしいというしっかりした信念を持っていらっしゃいました．さて，病状説明はどうしようか？

Q2 入院時の病状説明はどうしますか？

❶本人に「心不全の現状と，前立腺癌による腰痛」ということまでを伝える
❷本人に「心不全の現状と，前立腺癌の末期で予後不良」ということまで伝える
❸本人と家族に「心不全の現状と，前立腺癌による腰痛」ということまで伝える
❹本人と家族に「心不全の現状と，前立腺癌の末期で予後不良」ということまで伝える
❺まず家族に「心不全の現状と，前立腺癌の末期で予後不良」ということまで伝える

なかなかナイーブな質問ですね．でも患者さん本人は自分の病状をしっかり聞きたいと言っています．前立腺癌の転機はあまりよくわからないので，ボクなら❶本人に心不全と前立腺癌の病状説明までするかもしれません．

この患者さんの認知機能はどのくらいなんですかね？　実臨床だったら，高齢者の癌の末期の場合，❺まず家族に説明してから本人への説明を考えることが多いと思います．

ここでも意見が分かれたね．解説は後にするけど，以前からご本人が自身の病気をしっかり理解して意思決定しようという気持ちが強かったため，予後も含めて❹本人と家族（妻）に「心不全の現状と，前立腺癌の末期で予後不良」ということまで伝えました．結構落ち込んでいましたが，受け止めてくれたように感じました．

うまくいったんですね！

これまで心不全の病状説明はしてきましたが，最近は以前より安定しています．また，前立腺癌に関しては今回が初めての病状説明でしたが，前立腺癌によって直接ただちに致死的になるとは考えにくかったため，心肺停止時の蘇生行為の是非（いわゆるDNAR指示）についての決定は求めませんでした．ただし，本人からは「自然な形で診療をしたい」と聴取しています．

ムリな蘇生は希望しない，というふうにも解釈できますね．

その後，放射線治療のために少し待機時間があったんだけど，ある夜，急に呼吸苦を訴えました．たまたまオレが当直だったため，初期対応からあたりましたが，心不全の起座呼吸とは相反する呼吸様式で，胸部レントゲンでも肺うっ血はありませんでした．

急変したんですか！？　心不全の急性増悪ではなく？

そうそう．血液ガスを採取すると，乳酸が100 mg/dL程度と異常高値でした．CVカテーテル挿入と造影CTの準備をしながら，致死的な病状と考え家族をすぐ呼びましたが，到着時にはほとんど死戦期呼吸でした．

原因は何だったんでしょう……．

私見ですが，end stage（stage D）の心不全などでは腸管虚血（いわゆるNOMI[vi]）で急変することをしばしば経験します．今回もNOMIで矛盾なしと判断し，病状悪化が急激で救命は困難と考えられたため，そのまま看取り方針としました．急変から1〜2時間のことです．

本当に急だったのですね……．たまたまうし先生が院内にいて良かったのかもしれません．

さて，その急変時の家族に対する病状説明と，その後の経過はどうなったと思う？

---

vi　NOMI：non-occlusive mesenteric ischemia（非閉塞性腸管虚血）

Q3 この後どうなったでしょうか？

❶家族に，これまでの診療について，とても感謝された
❷家族に，これまでの診療について，不信感を抱かれた
❸自然に全身状態が改善し，独歩で退院した
❹急変後に施行したSARS-CoV-2のPCRが陽性だったため，死亡時の面会制限が発生した
❺Ai[vii]の結果，実はNOMIではない違う疾患だった

 なんですかこの質問（笑）．でも，しっかり診療されたし，❶ではないですか？

 入退院を繰り返す心不全患者さんならもっと早くACPを導入するべきなのかと思いました．この病歴だけでNOMIとは断定できない気がするので，この中では❹ですか？（ただ，疑わしい疾患もわかりませんが……）

 いぬ先生ありがとう！　ぺん先生の言うことはその通りだね．実はね，今回の急変があったときには，病状説明や外来に同席されていた奥様の他に，息子さんが3人いらしたんだ．その❷息子さんたちから「病状説明とかなかったし，こんな急変で納得できないんですが」とひどく不信感をもたれました．

 互いにツラいですね……．

 自分としては，心不全診療中（しかもそこまで治療抵抗性でもなかった）は奥様としっかり情報共有して，今回の前立腺癌についてもしかるべきタイミングで病状説明をしたつもりでした．ただ，それを伝えても，「納得できない」とのこと．このとき奥様は同席されていましたが，呆然としているのか，一言も発してくれませんでした．繰り返し説明を重ねることで，最終的にはこれまでの診療についてご理解してもらっています．

 ええ……，そんなこともあるんですね……．

最終診断　拡張型心筋症 ⇒ 慢性心不全 ＋ 前立腺癌 ⇒ 骨転移 ＋ NOMI（疑い）

解説

　心不全と一口に言っても原疾患とその治療により予後は様々ですが，一般的には5年で50％と言われており，特にstage Dであれば5年で20％と予後が悪く[1]，早期からACPを導入していくべきです．このACPを聴取しながら，今後の診療の希望（例：最期はどこで過ごしたいか，急変したときに人工呼吸器を使用するか，どんな楽しみをもっているか，食事が摂れなくなったときはどうするか，など）が見えてくると良いでしょう．

---

vii　Ai：autopsy imaging（死亡時画像診断）

実臨床では，特に高齢の患者さんにおいては，癌などの告知や急変時の病状説明は，患者本人ではなく家族ファーストでされがちな印象を受けます．確かに高齢者の場合，理解力に問題があることも多いですし，費用面や介護面でも家族のサポートのウェイトが大きくなります．しかし，日本循環器学会の提言にもあるように，意思決定のファーストは本人であり，本人の意思疎通が困難な場合は家族らが本人の推定意思を尊重し，本人にとって最善の方針をとると記載があります[2]．少なくとも「家族が希望したので○○をします」は正しくありません．いかなる診療であっても，本人の意思疎通の具合を見ながら，本人を交えながらの診療が原則です．

本症例の振り返り

最後の急変は予期してはいませんでしたが，全体的には適宜 ACP を導入しながら診療できたと思います．ただし，前立腺癌の既往は聴取していたため，現状についてももっと早く確認しておけば良かったかもしれません．また，意思決定支援の原則は解説の通りですが，実臨床では本人の意向だけではうまく診療が進まないことも多いです．特に，本人が死亡された場合，残されるのは家族だけなので，家族構成や家族内での理解・共有度も確認しておくことが大切です．

うし先生からの Take Home Message

- 患者さんの併存疾患と診療方針，通院箇所を適宜確認しよう！
- 病状説明をするときには，家族構成や関係性まで確認しよう！

文献

1) 日本心臓財団．心不全 Question 20：心不全の予後はどうでしょうか．重症度や，基礎疾患にもよると思いますが…, https://www.jhf.or.jp/pro/hint/c4/hint020.html［2025 年 2 月閲覧］
2) 日本循環器学会/日本心不全学会．2021 年改訂版 循環器疾患における緩和ケアについての提言（2021 年）, https://www.j-circ.or.jp/cms/wp-content/uploads/2021/03/JCS2021_Anzai.pdf［2025 年 2 月閲覧］

column

検査の目的と方針を明確にしよう

　皆さんも「一応，○○（検査）をやっておこう」と診療中に耳にすることがあるでしょう．何かあってはいけないから，という気持ちはわかりますが，私は研修医の先生に「**検査をオーダーをするときには，検査の目的と予想される結果をはっきりさせておこう**」と伝えるようにしています．例えば，「急性発症の心窩部痛」で搬送された患者さんに血液検査を行う目的として，①肝胆道系酵素（急性胆管炎評価），②膵酵素（急性膵炎評価），③Dダイマー（急性大動脈解離），④腎機能（造影CTのリスク評価）などが挙げられます．一方で，「軽微な症状で緩徐発症の左下腹部痛」で最終的に画像検査を想定していない場合，血液検査の意義は乏しくなります．

　循環器診療においてもこの考え方は重要で，例えば「心電図変化を伴う胸痛」に対しては緊急で冠動脈造影を施行することが多いでしょう．このとき，症状と検査所見から明らかな急性心筋梗塞（例えば左冠動脈前下行枝）に対して造影を行うのと，典型的な急性冠症候群ではないが除外しきれないため（念のため）緊急で造影を行うのでは，検査の意義や読影ポイントだけでなく，検査後の対応も異なります．具体的に言うと，後者の場合は冠動脈造影後に左室造影を行い，たこつぼ症候群の評価を追加しても良いかもしれません．
　このように，**検査を行う際には目的と結果を意識**することで適切な検査を選択でき，診療の質を高めることができるでしょう．

　ただし，**この考え方については1つ例外があります**．私が研修医の頃，Wilson病が既往にあり亜急性に発症した左側腹部痛の患者さんが救急外来に来院しました．詳細な問診と身体所見を取っても疾患が想起できないでいると，当時の総合診療科の指導医から「造影CTを撮ろう」と言われました．「診断を想起できていないのにいいんですか？」と聞いたところ，「**こういうときはわからないからCTを撮るんだよ**」と教えてくれ，結果，CT検査で脾梗塞を診断することができました．状況に応じて適切にスクリーニングや広い検査を行い，検査結果をしっかり判断するスキルも重要なのだと実感した一例です．

1章　ケースカンファレンス（日中編）　69

Case10

難易度 ★★☆

脳外科から紹介の肝障害
うっ血肝ですよね?

症例 92歳女性. 他院からの紹介

現病歴 以下の手紙（表1）を持参し当院救急外来を紹介受診した.

うし病院救急外来　御担当先生へ

#1. 肝機能障害, #2. 胆嚢炎疑い, #3. 脳梗塞

　X月に左前・頭頂葉の脳梗塞（**心原性脳塞栓**）となりました.
　その後リハビリ病棟にいましたが, X+1月22日に左前頭葉の脳梗塞の再発が見られました. その際の採血でAST 260 U/L, ALT 419 U/Lと肝機能障害が見られました.
　薬剤性を疑い, X+1月17日に開始していたランソプラゾールを休薬し, ネオファーゲン®を開始しました. 脳梗塞は安定していますが, **肝機能は悪化傾向**です.
　胸腹部のCTを施行し, **放射線科医の読影では胆石も見られ胆嚢炎が疑われる**とのことでしたので, 貴院外来を受診させていただきました.
　お忙しい所大変恐縮ですが, ご高診の程宜しくお願い致します.

　　　　　　　　　　　　　　　X+1月31日　きりん脳神経外科病院　より

表1 当院への紹介状

既往歴 心原性脳塞栓, 心房細動, 高血圧症, 不眠症

内服薬 イルベサルタン 50 mg/日, ベラパミル 50 mg/日, エドキサバン 30 mg/日, ブロチゾラム, ボノプラザン, ウルソデオキシコール酸

バイタル 血圧 122/67 mmHg, 脈拍 79回/分, 不整, 呼吸数 14回/分, SpO_2 94%（room air）, 体温 37.1℃.

現症 JCS[i] -30.
頸静脈: 肝頸静脈反射（+）. 肺音: 両側側胸部から背部底部で吸気時crackles. 心音: 心雑音なし. 腹部: 季肋部の圧迫でも肝叩打でも表情変化なし. 浮腫: 右上下肢でpitting edema, 左下腿背面にも軽度浮腫.

検査 当院で胸部X線（図1）と心電図（図2）, 血液検査（表2）を施行.

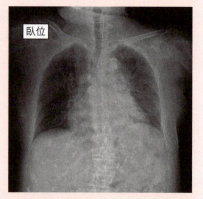

図1 胸部X線

---

i　JCS: Japan Coma Scale（本邦で頻用される意識障害の深度分類）

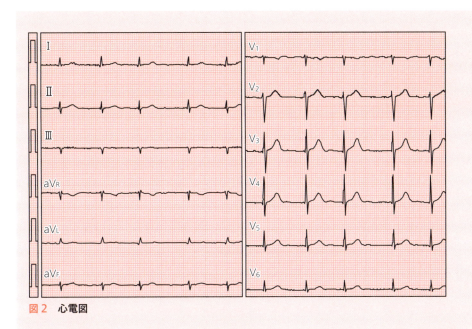

図2 心電図

表2 血液検査（当院紹介時, 赤太字：高値, 黒太字：低値）

WBC	6,720/μL	Fib	242 mg/dL	Na	131 mEq/L
好中球	71.1%	D ダイマー	2.80 μg/mL	K	4.1 mEq/L
好酸球	2.4%	AST	446 U/L	Cl	101 mEq/L
好塩基球	0.3%	ALT	505 U/L	Glu	109 mg/dL
リンパ球	15.5%	LDH	203 U/L	HbA1c-N	5.8%
単球	10.7%	ALP	242 U/L	HbF	0.4%
好中球数	$4,778 \times 10^2/\mu L$	T-Bil	2.5 mg/dL	HBsAg	（−）
リンパ球数	$1,042 \times 10^2/\mu L$	γ-GTP	30 U/L	梅毒 TP 抗体	（−）
RBC	$375 \times 10^4/\mu L$	TP	4.1 g/dL	梅毒定量	（−）
Hb	11.4 g/dL	Alb	1.9 g/dL	HCV-3rd	0.1−
Ht	32.5%	A/G 比	0.86		
MCV	87 fL	BUN	17.4 mg/dL		
MCH	30.4 pg	Cr	0.59 mg/dL		
MCHC	35.1 g/dL	eGFR	69.7 mL/分/1.73 m²		
Plt	$10.6 \times 10^4/\mu L$	アミラーゼ	20 U/L		
PT	15 s	CRP	3.08 mg/dL		
PT-INR	3.15	NT-proBNP	1,187 pg/mL		
APTT	79.7 s				

 今回は脳梗塞で他院単科の脳神経外科入院中の患者さんが, 肝障害で当院の救急外来を紹介受診したケースだ. 状況が少し複雑だけど救急外来として初期対応をしてみよう.

 最初から消化器内科医に相談した方がよくないですか？

血液検査でのトランスアミナーゼは確かに高値だけど，本当に消化器疾患かわからないし，病院ごとのルールがあるからね．

この患者さんは，当院で診察したら今の脳外科の病院に戻るのですか？

これは大事な質問だ！ 外来受診だから帰宅，すなわち脳外科に戻っても良いのだけど，脳外科単科の病院だし，そもそも肝障害を外来でバシッと解決できることは稀だから，実質は外来を経由した転院（入院）ということになるね．ただ，システム上は外来受診という扱いで入院予約がされているわけではなさそうだから，この受診依頼を受けた担当者に入院前提だったのか，入院ベッドは確保してあるのかなどを確認する必要がありそうです．

考えないといけないこと，たくさんだ〜！

じゃあ早速，外来でのマネジメントを考えてみよう．担当者に確認したところ，どうやら病棟は決まってないけど全館のうちどこかには入院ベッドがありそうということで，外来応需したそうだよ．まずは冒頭で提示した通り，心電図（図1），胸部レントゲン（図2），血算・生化学・凝固の血液検査（表2）を行いました．

Q1 肝臓精査の初期対応のうち，最も不適切なものは？

❶ 心エコー検査
❷ 腹部エコー検査
❸ 造影 CT 検査
❹ MRCP[ii]
❺ ERCP[iii]

肝臓を調べるなら，まずは❷腹部エコーだと思います！

胆道系評価も兼ねて，❸造影 CT や❹ MRCP も必要でしょう．

そうだね，❷腹部エコー，❸造影 CT，❹ MRCP，この3つは必要そうだ．❶心エコーはどうかい？

肝障害に心エコーはいらない気がしますが……この本の症例なのできっと必要なのだと思います！

裏を読むんでないよ！（笑） 真面目な話をすると，肝障害の原因としてはウイルス性や自己免疫性，アルコール性などの肝炎，それから薬剤性肝障害が有名だけど，実臨床では胆道系の閉塞とうっ血肝の鑑別が重要です．特にうっ血肝の場合は消化器内科でなく循環器内科で精査をするべきだから，早期から除外をしておくことは大切だね．

そしたら今回は不整脈の既往もあるので，❶心エコーはするべきですね！

---

ii MRCP：magnetic resonance cholangiopancreatography（MR 胆管膵管撮影）
iii ERCP：endoscopic retrograde cholangiopancreatography（内視鏡的逆行性胆道膵管造影）

うん，❶心エコーも正解としておこう．

❺ ERCP に関しては，初期対応ですし，侵襲性が高いことを考えるとやり過ぎですね．

その通り！　確かに総ビリルビンは上昇しているけど，その他の ALP や γ-GTP などの胆道系酵素は上昇していないので，非侵襲的な画像検査や直接ビリルビンの測定などから進めるべきだね．なのでこの時点では❺ ERCP が最も不適切です．じゃあ画像を見ていこうか．まず，心エコーでは両心房の拡大以外に特記所見はありませんでした (表3)．腹部造影 CT では胆嚢壁の浮腫性変化と胆石を認め，IVC[iv] の拡張が疑われます (図3)．

表3　心エコーレポート

LA		LV		MV	
LADs	40 mm	LVDd	39 mm	AcT	160 ms
RV		LVDs	25 mm	IVC	
心膜液	(−)	IVSTd	11 mm	IVC	15 mm
		LVPWd	12 mm	TR-PG	27 mmHg
		EF	65%		
		LVOT-PG	4 mmHg		
		AV			
		AODd	28 mm		
		AV-PG (p)	5 mmHg		

Chamber size Wall Thickness Wall Motion Valve Comment 主要所見	LA 拡大（＋） LVH（＋）mild, concentric, sigmoid septum（＋） Asynergy（−） AR：（−），MR：mild, TR：mild AV echo intensity 増強，可動性良好 EF normal, Asynergy（−），mild concentric LVH（＋） LA 軽度拡大（＋），可視範囲血栓様 echo（−） AR（−），AS（−），AO 拡大（−） mild MR mild TR, RA 軽度拡大（＋），IVC 拡大（−），TR-PG 27 mmHg, PH 所見（−） 心膜液（−），IVC 拡大（−） mild LVH, mild MR・TR

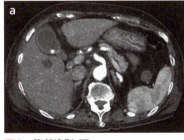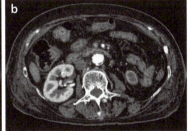

図3　腹部造影 CT
a：胆嚢レベル，b：腎臓レベル

---

iv　IVC：inferior vena cava（下大静脈）

AF[v]歴が長いから両心房拡大しているのですね．

おそらくね．これらの結果を踏まえて外来ではうっ血肝が疑わしいという判断となり，循環器病棟に入院となりました．

消化器内科や循環器内科の意見も聞いてみたかったです！

そうだね．ここから先は病棟医としてマネジメントを考えてみてください．

Q2 今後の方針として最も不適切なものは？

❶ 肝障害の原因検査の血液検査を追加する
❷ MRCPを施行する
❸ 利尿薬を開始し，肝機能をフォローアップする
❹ 肝生検を施行する
❺ 中止可能な薬剤を中止する

外来でうっ血肝が疑わしいというなら❸利尿薬治療をしますかねぇ．

病棟で診療するときには，外来での暫定診断に固執しないで自分で考え直すことが重要だよ！　ところで，うっ血肝となる静脈うっ血の原因は何だい？

え，わからないです．

そこを探るために心エコーを外来で施行しているのだし，しっかり考えよう！　まずうっ血肝ということは右心不全徴候なはずだよね．心エコー（表3）を見て一緒に確認しようか．

はい〜，解説よろしくお願いします……．

左心機能は一見正常だけど，AFがあるので心室の拡張能は洞調律よりも低下してるね．TR-PG[vi]も上昇していないので安静時の肺うっ血はあまりなさそうだ．レポートに記載がないから右室収縮能も見た目は大丈夫なんだろうけど，ここは詳細不明だね．IVCはエコー的には拡張していないらしい．AF歴が長いと心房性の僧帽弁or三尖弁閉鎖不全症になって右心不全徴候優位の慢性両心不全になることが多いけど，弁膜症もなさそうと．

あまりうっ血肝にならなそうですけど……．

その発想は大事だね！　もちろんこの1回の心エコーだけでうっ血肝は否定できないけど，長期持続性AFによるうっ血肝は慢性経過を辿ることが多いし，1ヶ月の間で悪化した肝機能障害の原因としてうっ血肝を来す心不全は考えにくい．

---

v　AF：atrial fibrillation（心房細動）
vi　TR-PG：tricuspid regurgitation-pressure gradient（三尖弁逆流圧較差）

そうすると、やっぱり何らかの肝炎ですか？

わからないときは、各専門科にはフレキシブルに相談しよう。実際このときも消化器の先生と相談しながら、❶ウイルス性肝炎や自己免疫性肝炎などの血液検査を追加しました。胆道系評価などのために❷MRCPも予約しています。あと、薬剤性はどうしても有力候補になってしまうので、❺可能な範囲で新規薬剤を中心に減薬することにしました（ARBやPPIなど。PT値も低値だったのでDOACも中止しました）。それで、少なくとも脱水ではなさそうだったから、フロセミド静注での利尿薬治療を行い、週明け（2〜3日後）の血液検査でマイナスバランスにもかかわらず肝機能が改善しなければうっ血肝は否定と判断しようかと思いました。

すると❹肝生検はしなかったのですね。

うん、DOAC[vii]内服中で凝固異常が見られているし、肝生検はあまり緊急で行う意義は少ないので、情報を集めてからが良いと判断しました。なので、この中で不適切な選択肢は❹肝生検です。うっ血肝であれば病理の情報も頼りにはなるんだけどね。

検査の結果が気になります！

週明け（数日後）の血液検査では、ASTやALTは800 U/L以上となり、PT-INRも4.87に上昇し、直接ビリルビンも11.8 mg/dLまで上昇してしまいました。肝炎ウイルスの抗原や抗体はいずれも陰性で、抗核抗体や抗平滑筋抗体、抗ミトコンドリア抗体も全て陰性でした。脳梗塞後から意識レベルは良くありませんでしたが、全身状態は緩徐に低下してきています。一方、利尿反応は良好で、2,000 mL/日以上の利尿を確認しました。では、最終診断にいってみよう！

Q3 最終診断は？

❶劇症肝炎
❷ウイルス性肝炎
❸うっ血肝
❹ショック肝
❺総胆管結石

これで診断わかるんですか！？　なんとなく❹ショック肝な感じがしますが……ショックを受けているみたいな……。

B型肝炎のDNAをとっていないから、実は❷ウイルス性肝炎？

色んな答えが出たね。じゃあ最後までいくよ！　血中アンモニアも測定したところ、このときは正常値だったんだけど、数日後の再検では163 μg/dLまで上昇していました。意

---

vii　DOAC：direct oral anticoagulant（直接経口抗凝固薬）

識レベルももともとよくはないけど、さらに悪化しています。そもそも来院時（表1）からPT値の低下があり、最終診断は❶劇症肝炎でした。

え、これだけで劇症肝炎なのですか？ PT値低下はDOACの影響かと思いました。

心不全はなかったんですか？

心不全があるかどうかは考えると難しいよね。AFもあるし多少の体液貯留はあると思うから、心不全はあるでしょう。ただ、心拍出量が十分にあってかつ利尿が良好にもかかわらず、トランスアミナーゼが急上昇していることから、肝障害の原因はうっ血肝ではないと考えます。

なるほどです……。利尿薬治療後の経過も参考になるんですね。

劇症肝炎については解説で補足するけど、ぺん先生の言う通り、DOACを飲んでいると劇症肝炎の診断基準であるPTの判断が難しくなるんだよね。ただ今回はDOACを中止しているにもかかわらずPT値は低いままです。外来では肝性脳症ではなかったようですが、血清アンモニアの上昇もあって肝性脳症となり、劇症肝炎の診断基準に合致するようになりました。ウイルス性や自己免疫性の肝炎が否定的だったため、被疑薬ははっきりしませんでしたが薬剤性の肝炎と考えられます。高齢でもともと全身状態不良のため、ご家族とも相談し、保存的加療とし、後日永眠されました。

最終診断 劇症肝炎

解説

うっ血肝の病態としては、静脈圧上昇による肝うっ血であり、右心不全徴候の1つです（図4）[1]。慢性的な肝うっ血が典型的ですが、心タンポナーデなどの右心系の急性拡張障害でも生じます。進行すると（うっ血肝を解除しないと）慢性肝炎のような経過を辿り、病理的に肝硬変様の変化を来すことが報告されています[2]。血液検査の特徴としては、胆道系酵素の上昇が優位になりやすいです。

劇症肝炎は「初発症状出現から8週以内にプロトロンビン時間が40％以下に低下し、昏睡Ⅱ度以上の肝性脳症を生じる肝炎」と定義されています[3]。原因となる肝疾患としてはウイルス性が最多で、その中でもB型肝炎の割合が最も高いですが、約3分の1は原因不明です。

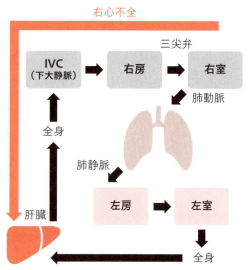

図4 心不全で肝うっ血を来すメカニズム
〔上原拓樹．循環器病棟の業務が全然わからないので、うし先生に聞いてみた、p.188, 医学書院, 2024より転載〕

治療は原疾患（肝疾患）の治療に加えて血漿交換などですが，予後不良であり，肝移植を行わないと救命できないことも多いです．

本症例の振り返り

長期持続性 AF を併存疾患に持つ高齢者は慢性的に全身のうっ血を伴っている場合も多く，今回のように肝障害がうっ血肝によるものか判断が難しいこともしばしば経験します．血液検査異常としてのうっ血肝で重要なことは，うっ血の程度（圧）と速さ（増悪スピード）だと考えます．今回のように少なくともうっ血が増悪していないにもかかわらず肝機能障害を呈する場合には，診断的治療を行いつつ，うっ血肝以外を考慮するべきです．

また，DOAC は PT，APTT ともに影響を受けることが知られています．その場合，劇症肝炎の診断基準である PT 値の判断が難しくなります．本症例では来院時の PT，APTT はいずれも DOAC 内服中としても異常値であり（表 1），注目するべきだったかもしれません．

うし先生からの Take Home Message

- 肝障害を見たらうっ血肝やショック肝を見逃さないようにしよう！
- 肝障害を見たら劇症肝炎を見逃さないようにしよう！

文献

1) 上原拓樹．循環器病棟の業務が全然わからないので，うし先生に聞いてみた．医学書院，2024
2) Møller S, et al. Interactions of the heart and the liver. Eur Heart J 34：2804-2811, 2013
3) 厚生労働省「難治性の肝・胆道疾患に関する調査研究」班．急性肝不全（劇症肝炎），
http://www.hepatobiliary.jp/modules/medical/index.php?content_id=13［2025 年 2 月閲覧］

Case11

難易度 ★★☆

急性の心窩部痛
学会発表しませんか?

症例	30歳女性．急性の心窩部痛
現病歴	昨日昼くらいから急性の心窩部痛が出現した．翌日になっても改善なく嘔吐も出現したため救急要請となった． 経腟分娩で2回出産歴あり（現在離婚）．下痢や便秘なし．血尿なし．性行為はここ数ヶ月一度もない．飲酒歴は缶チューハイ1,000〜1,500 mL/日とのこと．生肉の摂取なし．sick contactなし．同様のエピソードなし．
既往歴	なし（医療アクセスなし），腹部手術歴なし
内服薬	なし
バイタル	意識クリア，血圧143/103 mmHg，脈拍123 bpm，呼吸数31回/分，SpO$_2$ 99%，体温36.6℃．
現症	胸部：聴診上異常なし． 腹部：平坦 軟 上腹部に明確な圧痛あり，反跳痛なし，腸蠕動音正常． 背部：正中で最強の叩打痛あり． 四肢：皮疹なし，両下腿浮腫なし．

これは救急外来での腹痛の症例だ．まずは救急外来での初期アセスメントをしてもらうよ！　もちろん重篤な疾患を見逃さないのは大事だけど，今回は病歴と身体所見からいちばん疑わしい診断を考えてみよう．追加したい問診や所見があったら言ってね．

Q1 病歴と身体所見からいちばん疑わしいのはどれですか？

❶急性腸炎
❷急性膵炎
❸急性胆嚢炎
❹ACS[i]
❺癒着性腸閉塞

急性の心窩部痛なので，❸急性胆嚢炎や急性胆管炎，❷急性膵炎は考えやすいかと思います．血液検査をみたらある程度わかりそうですが，あとはエコーや造影CTがほしいです！

---

i　ACS：acute coronary syndrome（急性冠症候群）

検査も後で出すけど,まずは病歴と身体所見で絞ろうか.急性膵炎を疑ったら飲酒歴の確認が大事だよね.最近あまり飲酒していないとのことだけど,実際はどうだろうねえ.あと胆嚢炎や胆管炎は高齢者に多いから,事前確率は低そうかな.

若年者の急性胆嚢炎って稀なんですね.

若年者の急性の腹痛なら,やはり❶急性腸炎の可能性が高いと思います.現時点では下痢はなさそうですが,今後出るかもしれません.

発症初期だと判断が難しいことがあるよね.ただ,ウイルス性などの急性(胃)腸炎の典型的な経過は,嘔気から始まって心窩部痛になり,その後に水様下痢が出るよね.今回は嘔気と心窩部痛の順番が逆で,下痢もまだ出ていないから,まずは腸炎以外の疾患をしっかり吟味しよう.

わかりました.あと腹部手術歴もないので,❺癒着性腸閉塞の可能性は低いと思います.

そうだね.ここで大事なのが,本当に急性の病歴なのか,突然発症や亜急性の病歴ではないのかということです.急性は数時間~2,3日以内のスピード感なのが一般的で,主に「炎症」が病態の主座のことが多いです.実臨床では,救急外来だと原因がはっきりしないことも多いですが,この選択肢のなかでは実は❷急性膵炎の可能性が高く,他の疾患の可能性は低いことがわかります.❹ACSは非典型例も多いけど,明確な腹部圧痛があることは稀です.

ACSなら通常,圧痛はないですね.

急性腸炎を念頭に,胸腹部レントゲン(図1),血液検査(表1),ベッドサイドエコーを行い,その後,腹部造影CT(図2)を行いました.さぁどうでしょう?

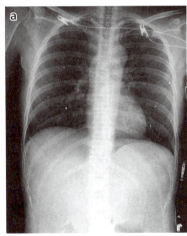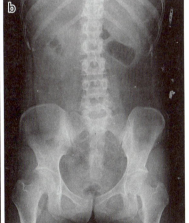

図1 胸腹部X線(ポータブル撮像)
a:胸部,b:腹部

表1 血液検査（救急受診時，赤太字：高値，黒太字：低値）

WBC	16,760/μL	APTT	29.1 s	尿酸	12.2 mg/dL
好中球	86.3%	Fib	348 mg/dL	総コレステロール	235 mg/dL
好酸球	0.1%	Dダイマー	1.20 μg/mL	TG	475 mg/dL
好塩基球	0.2%	AST	452 U/L	アミラーゼ	193 U/L
リンパ球	7.0%	ALT	139 U/L	CRP	1.98 mg/dL
単球	6.4%	LDH	385 U/L	Na	135 mEq/L
RBC	427×10⁴/μL	ALP	443 U/L	K	4.1 mEq/L
Hb	14.0 g/dL	T-Bil	0.6 mg/dL	Cl	93 mEq/L
Ht	43.2%	コリンエステラーゼ	247 U/L	Ca	9.4 mg/dL
MCV	101 fL			CK	42 U/L
MCH	32.8 pg	γ-GTP	746 U/L		
MCHC	32.4 g/dL	TP	8.1 g/dL		
Plt	51.0×10⁴/μL	Alb	4.7 g/dL		
PT	111 s	BUN	6.6 mg/dL		
PT-INR	0.96	Cr	0.74 mg/dL		
		eGFR	75.09 mL/分/1.73 m²		

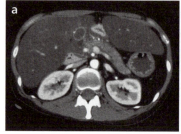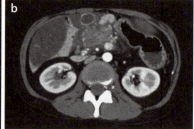

図2 腹部造影CT

 膵頭部の周りがモチャモチャしている気がします！

 確かに，膵頭部に限局した脂肪織濃度上昇がありますね．

 モチャモチャって初めて聞いたよ（笑）．血液検査（表1）では血清アミラーゼはまだ軽度高値だけど，症状と画像所見を合わせて急性膵炎の診断となり，臨時入院となりました．後日MRCP[ii]を施行し，胆石性膵炎は否定されています．中性脂肪が高いのも気になりますが，画像（図2）でも脂肪肝が明らかで，追加で病歴を聞くとかなり度数の高いアルコールを毎日飲酒していたとのことで，アルコール性の膵炎と考えました．

 入院後の経過はどうだったんでしょうか？

 腹痛は速やかに改善しました．食事再開を検討していた入院3日後の採血の結果が表2です．この時点で本人の症状はありません．

---

ii MRCP：magnetic resonance cholangiopancreatography（MR胆管膵管撮影）

表 2 血液検査（入院 3 日後，赤太字：高値，黒太字：低値）

WBC	11,360/μL	Plt	30.9×10⁴/μL	Cr	0.62 mg/dL
好中球	86.0%	AST	711 U/L	eGFR	91.12 mL/分/1.73 m²
好酸球	0.4%	ALT	66 U/L	アミラーゼ	116 U/L
好塩基球	0.1%	LDH	1,439 U/L	CRP	9.29 mg/dL
リンパ球	8.0%	ALP	263 U/L	Na	137 mEq/L
単球	5.5%	T-Bil	0.4 mg/dL	K	2.8 mEq/L
好中球数	9,770×10²/μL	D-Bil	0.2 mg/dL	Cl	103 mEq/L
リンパ球数	909×10²/μL	γ-GTP	314 U/L	Ca	8.2 mg/dL
RBC	299×10⁴/μL	TP	5.0 g/dL	CK	5,434 U/L
Hb	9.6 g/dL	Alb	2.7 g/dL	CK-MB	556 U/L
Ht	28.4%	A/G 比	1.17		
MCV	95 fL	BUN	6.9 mg/dL		
MCH	32.1 pg				
MCHC	33.8 g/dL				

 CK が高いし，CK-MB も上昇しています！ これは心筋梗塞です！

 胸痛とかはないんですか？ とりあえず心電図をとりましょう．

はい，胸痛も含めて症状はありません．ちなみに CK-MB は臨床検査技師さんが気を利かせて分画を測定してくれました．ぺん先生の言う通り心電図をとっていて，その結果が図 3 です．心エコーでは心尖部の壁運動障害がありました．ACS を疑って緊急冠動脈造影を施行しましたが，冠動脈に狭窄はありません．左室造影では心尖部の壁運動障害を認めました（図 4）．

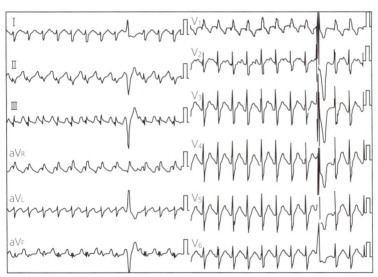

図 3 心電図

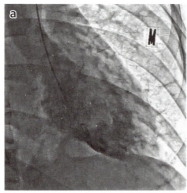
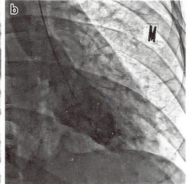

図4　左室造影
a：拡張期，b：収縮期

Q2 急性膵炎に加えて，最終診断は？

❶急性心筋炎
❷たこつぼ症候群
❸ ACS
❹低 Mg 血症
❺中性脂肪蓄積心筋血管症

これは❷たこつぼ症候群ですね！　心尖部に明らかな壁運動障害があり，冠動脈病変がないことから確定だと思います．

ほうほう！　そしたら方針はどうするかい？

心尖部の収縮が悪いようであれば抗凝固薬を考慮しますが，そこまででもないなら心電図モニターを装着し慎重に経過観察します．

聞きたいんですけど，この心電図って ST 上昇してるんですか？

いい質問だ！　本当は過去の心電図と比較したいところなんだけど……．ST 上昇ははっきりしないし，右脚ブロック形だけど P 波もはっきりしないので，1 枚ではなかなか評価は難しいよね．

これまで医療アクセスないですからね……．

ちなみに，造影した担当医もたこつぼ症候群と診断し，経過観察としました．その後フォローアップの心エコーを施行すると，さらに LVEF の低下が見られました．この時点ではたこつぼ症候群の可能性も十分ありますが，それにしては心筋逸脱酵素が上昇し過ぎている印象です．その後，突然 VF[iii] が出現し，胸骨圧迫と緊急除細動を施行し，ICU 入室となりました．最終診断，わかるかな？

---

iii　VF：ventricular fibrillation（心室細動）

わかりませんが，やはり❸心筋梗塞ですか？

冠動脈病変がない心筋梗塞，MINOCA[iv] という概念もあるから，あながち間違ってはいないけども．心筋逸脱酵素が上昇する急性の心筋障害といえば，❶急性心筋炎だよね．

これ，心筋炎なのですか！？　確かにたこつぼ症候群にしては心筋逸脱酵素の上昇が激しいと思いましたが……．

急性膵炎直後に急性心筋炎を発症したのも，心筋炎が無症状であったのも，どちらも珍しいよね．膵炎との関連はあるのだろうか？　いずれにしても文献的考察を加えて報告する価値がありそうだよね．ねぇねぇ，いぬ先生，一緒に発表しない？

え！？　ボクですか？？

Q3　学会発表を指導医に振られた場合，いちばん正しいのはどれですか？

❶学会発表は指導医の指示であっても自己研鑽である
❷自分が担当した症例ではないので発表してはいけない
❸診断が不確実なので発表は難しい
❹古い症例なので発表は難しい
❺指導医に指示されたら発表しなくてはいけない

自分が担当した症例ではないので，❷発表はできないですよ～（それに循環器内科に進むなんて言っていないし……）．

自分が担当した症例でなくても発表していいんだよ！

ちなみに❶指導医の先生の指示なら，発表準備は自己研鑽でなくて業務ですよね？　それに義務ではないですよね？

まぁその通りだよ．働き方改革のご時世だからねぇ……．実際，この症例はしっかり文献的考察を加えれば発表に値するとは思うんだよね．その上でいちばん問題なのは，やはり❸診断が不確実なので発表は難しいになるかと思います．

急性心筋炎でない可能性があるんですか？

急性心筋炎で間違いないとは思うんだけど，この症例は急性期に心筋生検を行っておらず，循環動態が安定してからも心臓MRIを施行していないんだ．結局その後LVEFは改善せず，高次医療機関に転院した後に心筋生検を施行し，炎症細胞浸潤の残存を確認し，心筋炎の確定診断となっています．一般的に，急性心筋炎が疑われたら特異的な治療法や予後予測のため，心筋生検を施行するのがゴールドスタンダードです．学会発表をするから心筋生検をするのではなく，標準診療だから心筋生検や心臓MRI検査を行うべきだよね．なので，それを行わずに最終診断が不明瞭な症例はやっぱり出しにくいよねぇ．

---

iv　MINOCA：myocardial infarction with non-obstructive coronary arteries（冠動脈閉塞を伴わない心筋梗塞）

適切な標準診療をしていれば学会発表で突っ込まれることはあまりなく，普段からしっかりガイドラインに沿って診療をするべきということですね．

その通りだね．施設基準や患者さん本人の希望などで標準診療通りにいかないこともあるけど，しっかり検討と考察をするべきです．

最終診断　アルコール性急性膵炎＋急性心筋炎

解説

　たこつぼ症候群（たこつぼ型心筋症）は，左室もしくは右室の一過性局所壁運動障害とされていて，壁運動障害は心尖部に多いものの単一冠動脈に一致しないとされています．欧州心臓病学会からはその他の診断基準として，説明し得る肥大型心筋症や心筋炎がないこと，急性期に新たな可逆性心電図変化があること，3〜6ヶ月で収縮異常が消失すること，トロポニンなどの心筋逸脱酵素の上昇が見られるが軽度であることなどが提唱されています[1]．冠動脈閉塞がないにもかかわらず，心筋逸脱酵素の急上昇が見られた場合，MINOCAを考慮し，急性心筋炎や心外傷などを除外し，冠攣縮や冠動脈解離などの冠動脈疾患を検討するべきです[2]．急性心筋炎を疑った場合，可能であれば心臓MRIなどの画像検査を行いながら，心筋生検を行うことが推奨されています[3]．

　ちなみに，Q1について，一般内科外来を受診した右季肋部痛が主訴の30歳未満の女性のうち，10名中9名がFitz-Hugh-Curtis症候群であったと報告されています[4]．若年女性の右季肋部痛は急性胆嚢炎よりもFitz-Hugh-Curtis症候群を考慮し，性活動歴や下腹部症状を確認することが重要と考えられます．

本症例の振り返り

　本症例は急性膵炎に急性心筋炎を合併した珍しい症例でした．急性期に心筋生検を施行していないため，心筋炎の正確な診断と分類ができませんが，急性膵炎と急性心筋炎を併発することは稀です．中には1型糖尿病を契機にこれらが併発した症例も報告されています[5]．ウイルス感染を契機に急性膵炎を発症することもあるため，もしかしたら何らかの感染を契機に両者を発症したのかもしれません．

　ちなみに，厚生労働省が公開した指針によると，学会発表については指導医からの指示であれば準備など業務に該当するものの，指導医からの指示でなければ自己研鑽に該当するとされています[6]．

うし先生からのTake Home Message

- たこつぼ症候群に心筋逸脱酵素の急上昇を認めたら，急性心筋炎を考慮しよう！
- 急性心筋炎を疑ったら，可能な限り心筋生検を施行しよう！

文献

1）Lyon AR, et al. Current state of knowledge on Takotsubo syndrome：a Position Statement from the Taskforce on Takotsubo Syndrome of the Heart Failure Association of the European Society of Cardiology. Eur J Heart Fail 18：8-27, 2016
2）日本循環器学会/日本心血管インターベンション治療学会/日本心臓病学会合同ガイドライン．2023 年 JCS/CVIT/JCC ガイドラインフォーカスアップデート版 冠攣縮性狭心症と冠微小循環障害の診断と治療，
https://www.j-circ.or.jp/cms/wp-content/uploads/2023/03/JCS2023_hokimoto.pdf［2025 年 2 月閲覧］
3）日本循環器学会．2023 年改訂版 心筋炎の診断・治療に関するガイドライン，
https://www.j-circ.or.jp/cms/wp-content/uploads/2023/03/JCS2023_nagai.pdf［2025 年 2 月閲覧］
4）鈴木彩，他．一般内科外来における Fitz-Hugh-Curtis 症候群の検討．家庭医療 11：4-9，2005
5）Egashira F, et al. A rare case of fulminant type 1 diabetes mellitus accompanied by both acute pancreatitis and myocarditis－case report. BMC Endocr Disord 20：127, 2020
6）厚生労働省．医師の研鑽と労働時間に関する考え方について，
https://www.mhlw.go.jp/content/10800000/000404613.pdf［2025 年 2 月閲覧］

2章
ケースカンファレンス
夜間編

本章で扱う症例は，実際の症例をアレンジした症例です．
以下のように，一般市中病院の夜間での診療を想定しています．

☑ 病院の規模は450床の総合病院で，各専門科を配置．

☑ 検査は，造影CTは緊急で施行できるが，心臓同期の造影CT（冠動脈再構成）は施行できない．エコー検査は自分で行う（技師による測定はできない）．

☑ 治療は，PCIは夜間も緊急で実施可能だが，アブレーションやその他インターベンションは実施できない．夜間の緊急開心術も実施できない．

☑ 相談は，一般外科医が院内に待機しているため，一般外科の範囲であれば夜間も相談可能．その他の各専門科は院外待機のため，電話相談なら可能

Case12

難易度 ★★☆

心不全の心膜液，どう考えますか？

症例	80歳女性．10日前からの労作時息切れ，体重増加
現病歴	来院10日前から労作時息切れを自覚．体重も10 kg程度増加した．呼吸困難感が出現し悪化したため，当院救急搬送となった．3ヶ月前に肺炎球菌性肺炎に対して当院で入院加療を行っている．
既往歴	高血圧症，糖尿病，脂質異常症，脳梗塞
内服薬	ロスバスタチン2.5 mg/日，オルメサルタン10 mg/日，シロスタゾール200 mg/日，メコバラミン，エチゾラム
バイタル 現症	血圧112/87 mmHg，脈拍147/分 不整，SpO$_2$ 95％（鼻カニューラ3 L/分），体温37.7℃．肺音：両側で，喘鳴を聴取．心音：不整，明らかな心雑音なし．全身性浮腫あり．
検査	心電図（図1）と胸部X線（図2）を施行．血液検査では血算・生化学で大きな逸脱なし．頻脈性のAF[i]による慢性心不全の増悪と考え，フロセミドを静注し利尿反応は良好．少量β遮断薬を開始し，入院加療を検討．

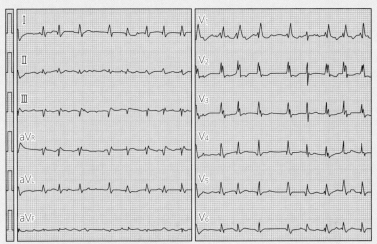

図1　心電図

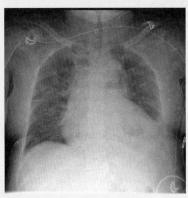

図2　胸部X線

ここからは夜間の症例に移るよ！ 最初のケースは，典型的な頻脈性 AF による心不全に見えるね．全身状態にもよるけれど，最終的にはカテーテルアブレーションも検討される症例だ．こういう症例こそ基本に戻って勉強しよう！

Q1 当直医が外来（入院前）で行う検査として不適切なものは？（1つ）

❶胸部単純 CT
❷胸腹部造影 CT
❸心エコー検査
❹血液検査項目の追加
❺現状の検査（心電図と胸部 X 線，血液検査）のみで十分

ボクは診断も自信がないし，肺血栓塞栓症なども否定できないと思うので，❷造影 CT を撮ってしまうかもしれません．

正直な意見，ありがとう（笑）．まずは心不全をみたら左心不全徴候と右心不全徴候に分けて考えるのが良いんだったね．

そうでした！ もし肺血栓塞栓症があったら右心不全徴候が出るでしょうか？

確かに病歴の体重増加は右心不全徴候を示唆するし，肺血栓塞栓症で右心不全が出現することはあるけれど，胸部レントゲンを見ると肺水腫になっているように見えるよね（図2'）．ただ肺血栓塞栓症では肺水腫にはならないし，造影剤の使用によってかえって肺うっ血が悪化したり，造影剤腎症によって心不全急性期の利尿がつきにくくなることがあるから，造影剤の使用は慎重に考えた方が良いよ！ ❷造影 CT は現時点では不適切でしょう．

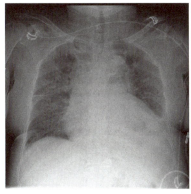

図2' 胸部 X 線（肺水腫を認める）

ワタシは亜急性の AF による両心不全だと思います．❶単純 CT くらいは撮影するとして，心不全と考えたら❸心エコーは必須だと思います．

---

i　AF：atrial fibrillation（心房細動）

心不全を疑ったら❸心エコー検査は必須だよね．では質問だけど，夜間に非専門医に求められる心エコーの評価項目は？

も，もちろん LVEF[ii] や壁運動障害，弁膜症や左房径，左室壁肥厚や右室機能，心膜液や IVC[iii] と……．

うんうん，もちろん早期にそれらの項目は評価するべきだけれど，非専門医には難しいのではないかなぁ．しかも AF で頻脈中だから，LVEF の評価は専門医でも難しいかも．循環動態が不安定だったり利尿反応が不良な場合には専門医に相談の上，早期の対応が必要だけれど，実臨床では安定した心不全であれば，心電図や症状から ACS[iv] が除外できれば十分だとは思うよ．

（うし先生を呼べばいいのでは……）

何か言ったかな？　なので，例えば血液検査の結果がすぐに出るのであれば，BNP や NT-proBNP[v] を追加したり，AF の背景に甲状腺機能障害がないか，後日 TSH を測定するのは良い選択だと思います．あと日本は CT のアクセスが良いから，全身の体液評価や肺炎評価のために単純 CT を施行するのも臨床ではよく見かけます．

ここは施設の状況にもよりますね．

またさっきも言ったように，もちろん可能な範囲で自ら心エコーを当てることは重要なんだけど，努力目標だと思います．夜間の非専門医であれば❺現状の検査（心電図と胸部 X 線，血液検査）のみで十分と考える方もいるでしょう．

心エコーでしっかり評価できたらベストですけど……．

そうだね．というわけで本症例では特に検査を追加せず，心不全として循環器病棟に入院となりました．フロセミド定期静注に対する利尿反応も良好で，β遮断薬を少量開始したことで心拍数も少しずつ低下しています．翌日技師さんに依頼して心エコーを施行したところ，心機能（LVEF）は正常で軽度の AR[vi] だけでしたが，中等量の心膜液を認めました（図3）．さて，次の対応はどうしようか？

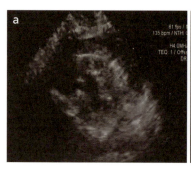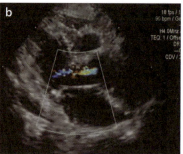

図3　心エコー検査
a：断層像
b：カラードプラ

---

ii　LVEF：left ventricular ejection fraction（左室駆出率）
iii　IVC：inferior vena cava（下大静脈）
iv　ACS：acute coronary syndrome（急性冠症候群）
v　BNP/NT-proBNP：主に心室の壁応力に応じて分泌され，心不全で血中濃度が増加するマーカー．
vi　AR：aortic regurgitation（大動脈弁逆流）

Q2 心不全に合併した心膜液，どのように考え，どう対応しますか？

❶心不全の「結果」と考え，心エコー検査でのフォローアップ方針とする
❷心膜液による心不全と考え，準緊急で心嚢ドレナージを施行する
❸心膜炎による心膜液と考え，検査目的に準緊急で心嚢穿刺を施行する
❹心膜液の原因評価目的に，全身の造影 CT を施行する
❺膠原病による心膜液と考え，自己抗体など血液検査の項目を追加する

 ❸心膜炎や❺膠原病を考えるなら病歴が大事だと思うんですが，発熱や吸気時痛などの病歴はあったんでしょうか？ あまり関係なさそうなんで，❶心不全の結果として経過観察で良い気がしますが……．

 病歴を再確認することはとても大事だね！ 確認できた範囲では発熱や吸気時痛はありませんでした．ぺん先生はどうだい？

 血圧は安定していますが，右心不全も合併しているため，❷心嚢ドレナージをした方が良いと思います．心エコーを見ても穿刺スペースはありそうなので❹CT はいらないかと……．

 ふむふむ．確かに，右心不全も合併しているし，心膜液が心不全にどれだけ悪影響を与えているかわからないから，後手に回る前に手を打つのは大事だよね．そしたら結論にいくよ．よく見ると上行大動脈に flap のような構造物が見えます(図4)．そもそも心膜液は相当量貯留していたから，心不全の結果とは言いがたかったため，❹原因精査のために造影 CT を行いました．その結果，偽腔開存型 Stanford A 型大動脈解離を認めました．

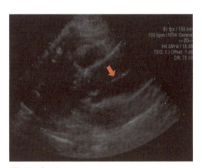

図4 心エコー
上行大動脈に flap のような構造物を認める (矢印)．

 ええ！！ 胸痛もないのに大動脈解離だったのですか!? いつ発症したのですか？

 重要な質問だね！ 確かにこれまで胸背部痛のエピソードはありませんでした．また 3ヶ月前に肺炎で入院したときの単純 CT では，心膜液は見られず，大動脈解離もなさそうです(図5)．後から病歴を追加確認したところ，入院する 2 週間前に一過性の意識消失をしたとのこと．以上から，A 型解離による心膜液と，それによる AF が原因の心不全と診断しました．準緊急での手術適応ですが，ご本人とご家族とも相談し，保存的加療をする方針としました．

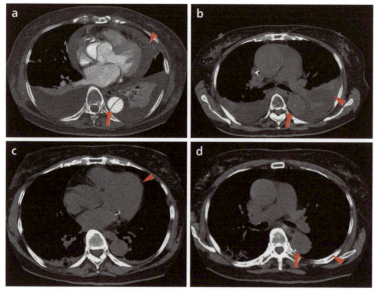

図5 現在と3ヶ月前のCTの比較
a：今回の胸腹部造影CT．心膜液（矢頭）と大動脈解離（矢印）を認める．
b：今回の胸腹部単純CT．両側胸水を認め（矢頭），単純CTでも大動脈の血管の解離が疑われる（矢印）．
c：3ヶ月前の胸部単純CT．心膜液を認めない（矢頭）．
d：3ヶ月前の胸部単純CT．胸水を認めず（矢頭），大動脈解離発症時と比べても大動脈の解離は見られないことがわかる（矢印）．

最終診断 偽腔開存型 Stanford A 型大動脈解離 ⇒ 血性心膜液 ⇒ 新規発症 AF ⇒ 両心不全

解説

　本症例は一見ただの頻脈性 AF による心不全ですが，背景に A 型解離と心膜液貯留を含む非常にヒヤッとする症例でした．ここで改めて強調したいことは，全ての事象をみたらその原因を一度は考えることです．

1. AF の原因は?

　まず AF の原因です．多くは特発性（加齢性など）ですが，新規発症の AF をみたら心筋症（特に肥大型心筋症）や弁膜症（特に僧帽弁狭窄症と僧帽弁閉鎖不全症），甲状腺機能障害（特に甲状腺機能亢進症）などの原因疾患を除外することが重要です．また，睡眠時無呼吸症候群，アルコール，発熱，低 K 血症などの様々な因子で AF は発症しやすくなります．典型的ではありませんが，心膜炎でも新規 AF が発症しやすくなると報告されており[1]，本症例では A 型解離による血性心膜液貯留により AF が惹起された可能性を考えました．

2. 心膜液の原因は?

　次に心膜液の原因です．心膜液は様々な原因で貯留しますが，臨床的には表1のような疾患（状態）を評価することが重要です．新規心膜液貯留を確認したら，まずは心タンポナーデ（循環不全）になっていないか確認し，臨床所見を中心に腫瘍・感染・膠原病の評価や CT 検査を検討するのが良いでしょう．

表 1　心膜液の実際の原因

① 特発性
② ウイルス性心膜炎
③ 心不全（原因 or 結果）
④ 悪性腫瘍（肺癌など stage IV）
⑤ Stanford A 型大動脈解離
⑥ 結核性心膜炎
⑦ 心筋梗塞後（カテーテル，開心術後）
⑧ ペースメーカ留置後
⑨ 透析心（尿毒症）
⑩ 甲状腺機能低下症
⑪ 膠原病（SLE など）

3. なぜ急性大動脈解離による痛みがなかったのか?

最後に無痛性の急性大動脈解離です．一般的には，急性大動脈解離では胸痛や背部痛を伴いますが，一部の症例では疼痛を訴えないことがあります．無痛性解離では，A 型解離や意識障害，失神，心タンポナーデなどの合併が多かったと報告されています[2]．つまり，意識消失（意識障害）を合併すると疼痛を感じない（気がつかない）とも言えると思います．今回のように，画像検査で新規大動脈解離を認めた場合には，胸背部痛以外に意識消失などの病歴を確認することも重要となります．

本症例の振り返り

本症例では A 型解離の評価を十分に行わず，病棟に入院させてしまいました．しかし，これを救急外来で評価するためには，AF や心不全の原因として肥大型心筋症や僧帽弁を中心とした弁膜症などを自身の心エコーで（しかも心不全の急性期で臥床が難しい状況で）評価する必要があります．特に今回は A 型解離が AF や心不全の原因でしたが，上行大動脈の flap を評価することは非専門医にとっては容易ではありません．

また心膜液に対する鑑別診断と原因検査を救急外来で行うこともハードルが高いです．実臨床では ACS に合併した急性心不全の方が頻度や緊急性が高いため，まずは心不全に由来する息切れ症状のほかに胸痛や失神などの心筋虚血を示唆する病歴を確認し，心電図で新規心筋虚血を示唆する ST 上昇の有無を確認することが重要です．その上で，循環動態と利尿反応を確認し，初期治療反応が良好であれば，翌日日中で心エコー検査を行うのもありでしょう．問題ないと考えます．

ただし，単純 CT は被曝以外の侵襲が少なく，全身の体液貯留や肺野，血管の情報（大動脈解離評価以外に，カテーテル検査時に有用）なども行えるため，入院前に施行しておいても良かったかもしれません．

うし先生からの Take Home Message

- 新規 AF をみたら，心筋症や弁膜症，甲状腺機能障害などの原因疾患の評価をしよう！
- 新規心膜液をみたら，その原因を考えよう！

※この症例は文献 3 をもとにしており，図 3,4,5a は文献 3 からの転載です．

文献

1) Imazio M, et al. Incidence and prognostic significance of new onset atrial fibrillation/flutter in acute pericarditis. Heart 101：1463-1467, 2015
2) Imamura H, et al. Painless Acute Aortic Dissection - Diagnostic, Prognostic and Clinical Implications. Circ J 75：59-66, 2011
3) Uehara H, et al：A painless Stanford type A acute aortic dissection and acute heart failure diagnosed by echocardiography. J Echocardiogr 2024 [Online ahead of print]

Case13

難易度 ★★★

QT 延長を伴う肺水腫
全然心不全に見えません……

症例	27 歳女性．今朝からの全身脱力感
現病歴	朝 4 時の起床時に全身脱力感を自覚．起立困難となったため救急要請となった．救急隊からの話によると，薬物過量内服はしていないとのこと．
既往歴	うつ病，摂食障害
内服薬	デュロキセチン，フルニトラゼパム，アリピプラゾール
バイタル	JCS[i]-I，血圧 121/86 mmHg，心拍数 86 回/分 整，呼吸数 19 回/分，SpO$_2$ 99％（リザーバー付きマスク 6 L/分），体温 37.6℃．
現症	頭頸部：口唇にチアノーゼを認める．胸部：呼吸音左右差あり（右肺音減弱）．腹部：平坦 軟 圧痛なし，手術痕なし．四肢：両肘と両膝に紫斑様の皮疹を認める．両下腿に浮腫なし．
検査	心電図（図1），胸部 X 線（図2），血液検査（表1），胸部単純 CT（図3）を施行．SARS-CoV-2 PCR（−），心エコー：LVEF 34％，Asynergy（−），LADs 27 mm，LVDd 41 mm，LVDs 34 mm，IVSTd 8 mm，LVPWd 8 mm，mild MR，trivial TR．TR-PG 18 mmHg，TAPSE 16 mm，心膜液なし，IVC 12 mm（呼吸性変動低下）

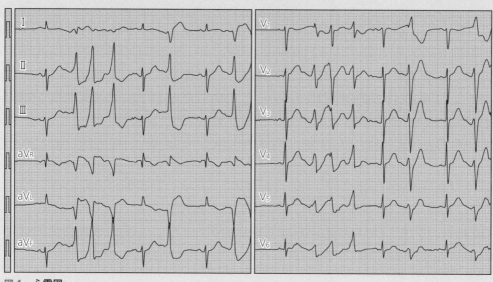

図1　心電図

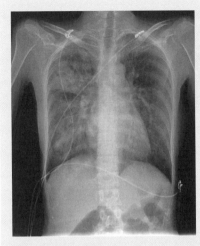

図2 胸部X線

表1 血液検査（赤太字：高値，黒太字：低値）

WBC	27,780/μL	Cl	103 mEq/L
好中球	93.5%	Ca	9.0 mg/dL
好酸球	0.0%	Mg	3.9 mg/dL
好塩基球	0.2%	AST	63 U/L
リンパ球	3.2%	ALT	32 U/L
単球	3.1%	LDH	303 U/L
RBC	504×10^4/μL	ALP	47 U/L
Hb	14.9 g/dL	γ-GTP	28 mg/dL
Ht	42.9%	BUN	23.0 mg/dL
Plt	22.8×10^4/μL	Cre	0.96 mg/dL
TP	5.9 g/dL	CRP	3.21 mg/dL
Alb	3.3 g/dL	CK	881 U/L
Na	141 mEq/L	CK-MB	28 U/L
K	3.4 mEq/L	トロポニンT	0.029 ng/mL

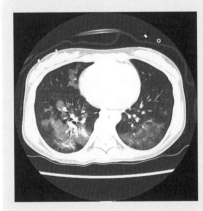

図3 胸部単純CT

---

i　JCS：Japan Coma Scale（本邦で頻用される意識障害の深度分類）

これはたまたまオレが当直中に遭遇した症例だ．難しいとは思うけど一緒に振り返ろう！

Q1 どのような病態を疑い，どう対応しますか？（複数選択可）

❶ 急性心不全と考え，フロセミドを静注する
❷ 細菌性肺炎と考え，CTRX と AZM[ii] を開始する
❸ ACS[iii] と考え，緊急 CAG[iv] を施行する
❹ 間質性肺炎の急性増悪と考え，ステロイドパルスを開始する
❺ QT 延長に対して硫酸マグネシウムを投与する

こんな詳細な心エコーレポート，うし先生が夜間に評価したんですか！？

も，もちろん！（本当は技師さんが日中に測定してくれたんだけど……）

心エコーでは両心の収縮能は落ちていますし，肺水腫像もあるので❶急性心不全と考えて良いと思います．❺QT 延長もあるので硫酸マグネシウムも追加します．

ふむふむ．ぺん先生の意見に補足をしながら進めるよ．オレは画像の専門家ではないけど，気道散布性にスリガラス陰影が広がっているね(図3' 矢印)．細菌性肺炎と肺水腫両方の可能性があるし，例えば肺胞出血でもこのような像になることがあるよ．

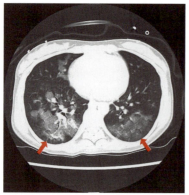

図3' 胸部単純 CT

これは僕もわかりました！

心電図では，QT が明らかに延長していて(図1' 矢印)，NSVT[v] が出ています(図1' 矢頭)．一方，心エコーでは明らかな左室収縮機能障害があります．若年者だし，これらは一連の経過と考えるのが普通なので，急性心筋梗塞や急性心筋炎，たこつぼ症候群による急性心

---

ii　CTRX/AZM：セフトリアキソン/アジスロマイシン
iii　ACS：acute coronary syndrome（急性冠症候群）
iv　CAG：coronary angiography（冠動脈造影）
v　NSVT：nonsustained ventricular tachycardia（非持続性心室頻拍）

不全とQT延長→NSVTと考えます．ただし，それにしては意識レベルが低下し，口唇にチアノーゼを伴う低酸素血症があるのに呼吸数が上がっておらず，呼吸困難感も訴えていません．

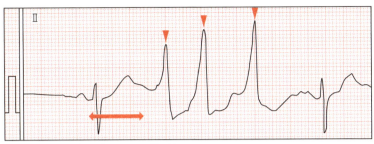

図1' QT延長（矢印）とNSVT（矢頭）

 確かに，言われてみると普通の急性心不全とは違いますね．

 ぜひこの違和感に気がついてほしい！ 少なくとも外来では判断がつかないため，肺炎も否定できませんでした．そのため，❶急性心不全としてフロセミドを静注し，❷細菌性肺炎の可能性を考えCTRX/AZMを開始し，❺QT延長に対して硫酸マグネシウムを投与しました．

 救急外来では全て診断しきる必要はないんですね．

 そういうこと！ では続けるね．まぁ結局オレが主治医になったので，翌日以降のプランも考えます．幸いNSVTは落ち着いて，呼吸状態も安定していましたが，病状評価のために準緊急でカテーテル検査を行うこととしました．

Q2 カテーテル検査の項目，どうしますか？（複数選択可）

❶ 不整脈リスク評価のためのEPS[vi]
❷ 急性心筋炎の診断のための心筋生検
❸ 心不全評価のための右心カテーテル検査
❹ ACS評価のためのCAG
❺ PTE[vii]評価のための肺動脈造影

 個人的には不整脈がいちばん気になりますけど，❶EPSって緊急でできるんですか？

 ぶっぶーだ！ EPSはリスク評価だから，緊急ではやらないよ！

 …….

---

vi EPS：electrophysiological study（電気生理学的検査）
vii PTE：pulmonary thromboembolism（肺血栓塞栓症）

急性心筋炎を疑うならやはり❷心筋生検だと思います．

　いいね！　正解は1つではないけど，オレの考えを言うね．まずもともとの心機能は不明だけど，若年者だし正常と考えました．急性の局在性心機能障害を来しているので，やはり急性心筋炎が疑わしいと判断し，❷心筋生検を行いました．次に，心不全かどうか確認するために❸右心カテーテルを行い，たこつぼ症候群を評価する目的で左室造影も行います．このときに左室拡張末期圧を測定すれば左室の後負荷も評価できます．最後に，❹CAGは必須ではないですが，川崎病などの既往があると若年者でも重症虚血の場合があるので，左室造影と合わせて念のため行っておきました．病歴と画像からPTEはないと判断しています．

　結果はどうだったんでしょうか？

　カテーテル検査の結果，冠動脈に有意狭窄はなく，検査時には左室収縮機能も外来のLVEF 34％よりは改善しているように見えました．たこつぼ症候群らしさもなく，肺動脈楔入圧も2 mmHgで肺うっ血はありません．右室中隔から検体を採取したところ，図4のように炎症細胞浸潤はほとんどありませんでしたが，心筋の広範な線維化を認めました．

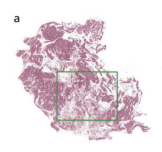
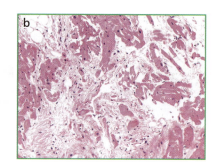

図4　心筋生検（HE染色）
a：40倍，b：200倍（aの緑枠部拡大像）

Q3 次の対応はどうしますか？

❶急性心筋炎と考え，免疫抑制療法を行う
❷肺病変に対して，外科的肺生検を行う
❸拡張型心筋症と考え，β遮断薬・ARNI・SGLT2阻害薬・MRAを開始する
❹改めて問診を追加する
❺酸素投与が終了した時点で退院調整をする

　全然わからないんですが，うし先生，何か隠していませんか？　えぇーい，こうなりゃ❹もう少し問診を追加します！

　心筋炎でも炎症がactiveでなければ❶免疫抑制療法はしないですし，この肺病変でいきなり❷外科的肺生検はないと思います．❸心筋症として薬物療法を追加するか悩みます

が，状態が良ければいったん❺外来フォローにするかもしれません．

ぺん先生の言うように，❶免疫抑制療法や❷外科的生検はちょっと考えにくいよね．そしたら解説に入るよ！ 実はオレも「何かおかしい」と思ったので，❹改めて問診を追加することにしました（正確には，担当の研修医の先生が聴取してくれました）．すると，自殺目的に前日にナファゾリン含有の外用消毒薬80 mL×3を服用していたことが判明しました．

うし先生，やっぱり隠してましたね！ って，薬物じゃないのか……．

そこが盲点だったんだよね．その後の経過は大変良好で，心電図でのQT時間もみるみる改善し（図5），CTで見られていたスリガラス影も消失しました（図6）．心筋障害はナファゾリンによる中毒性の心筋障害だったんだね．

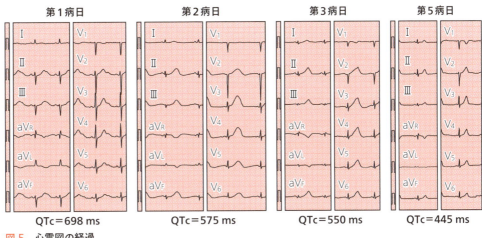

図5　心電図の経過

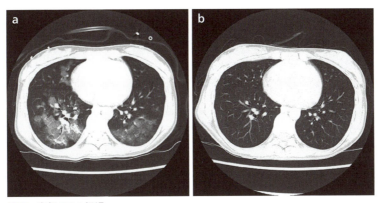

図6　胸部CTの経過
a：第1病日，b：第9病日

最終診断 ナファゾリン中毒 ⇒ 意識障害，非心原性肺水腫，中毒性の心筋障害 ⇒ QT延長 ⇒ NSVT

解説

　ナファゾリンとは，イミダゾリン系に分類される薬剤で，末梢交感神経 α_1/α_2 受容体刺激により血管平滑筋を収縮します．点眼や点鼻，家庭用外用殺菌消毒薬などに配合されており，以前は「マキロン®」にも配合されていました．外用殺菌消毒薬として使用されているのが主に日本だけなので，海外での中毒の報告は少ないです[1-3]．ナファゾリンを服用し，中毒になると多彩な症状が出現します．末梢交感神経 α_1/α_2 受容体刺激や中枢神経刺激を介して，血圧変動や意識障害，呼吸抑制，肺水腫，チアノーゼ，徐脈などを引き起こします[4,5]．

　本症例のように，ナファゾリンによる一過性心機能障害[6]並びにQT延長[7]を報告したのはそれぞれ1例のみしか確認できませんでした．また，心筋生検を施行したのは本症例が最初でした[8]．推測の域は超えませんが，細胞障害性の高いナファゾリンが心筋に直接障害を来すと，中毒性心筋炎と同様の病態を呈し，収縮機能障害とそれによるQT延長を生じた一方で，非障害領域の代償が働いたことにより左室収縮機能が改善したものと考えました．

本症例の振り返り

1. いかに中毒を疑うか？

　搬送時の様子と既往歴から，薬物過量内服の有無は聴取しましたが，その他の薬液の服用は聴取していませんでした．このように様々な薬剤による中毒症状を総称して「トキシドローム」と呼びますが，本症例は循環器内科が窓口となった珍しいトキシドロームの症例でした．もちろんナファゾリン中毒の臨床症状を詳細に覚える必要はありませんが，本症例を振り返り，通常の心不全や肺炎では説明がつかない病態であることを，初期対応の時点で理解できると良いでしょう．そんなとき，いちばん大事なのはやはり問診です．

2. 肺炎/心不全の鑑別には右心カテーテルが有効

　実臨床では肺炎か心不全かの区別がつかないことも多々経験します．そのような際，心エコー検査や精密画像検査の所見を参考にしたり，あるいは利尿薬や抗菌薬による診断的治療を行ったりすることもあるでしょう．しかし，肺うっ血（左心不全）かどうかを判断するのであれば，右心カテーテル検査における肺動脈楔入圧の評価が非常に有効です．もちろん侵襲を伴う検査であり，繰り返し行うことは難しいですが，侵襲度としてはCVカテーテルと同程度でもあるため，必要なときには右心カテーテル検査をためらわないことも重要です．

うし先生からの **Take Home Message**

- 非典型的な症例こそ病歴聴取を大事にしよう！
- 肺炎か心不全か悩んだら，右心カテーテルは有効な診断ツール！

※この症例は文献8をもとに作成しており，図1，5は文献8からの転載です．

文献

1) 黒木由美子，他．塩酸ナファゾリン含有外皮用薬による中毒．月刊薬事 35：1223-1226，1993
2) 小林良太，他．ナファゾリン含有外用殺菌消毒薬（マキロン®）．救急医学 25：229-230，2001
3) Stamer UM, et al. Prolonged awakening and pulmonary edema after general anesthesia and naphazoline application in an

infant. Anesth Analg 93：1162-1164, 2001

4）Higgins GL 3rd, et al . Pediatric poisoning from over-the-counter imidazoline- containing products. Ann Emerg Med 20：655-658, 1991

5）島田祐子，他．ナファゾリン含有外用殺菌消毒薬による成人の中毒事例．中毒研究 16：375-378，2003

6）山口充，他．ナファゾリン含有殺菌消毒薬中毒による肺水腫の 1 例．日救急医会誌 22：291-296，2011

7）中島幹男，他．ナファゾリン含有外用殺菌消毒薬服用により急速に肺水腫に陥った 1 例．救急医学 31：733-735，2007

8）Uehara H, et al. Naphazoline intoxication with transient QT prolongation and acute myocardial injury. J Cardiol Cases 29：11-14, 2023

Case14

難易度 ★★★

少し変わった虚血性心疾患
論文投稿しませんか？

症例	51歳男性．1週間前からの労作時息切れ
現病歴	1週間前からの労作時息切れを主訴に近医受診．心不全の疑いで当院救急外来を紹介受診．
既往歴	なし（医療アクセスなし）
内服薬	なし
バイタル	血圧 94/66 mmHg，脈拍 112/分 整，呼吸数 18回/分，SpO_2 97％（room air），体温 36.7℃．
現症	全身状態は良好．肺野にラ音と喘鳴を聴取．両下腿に軽度圧痕性浮腫を認める
検査	来院時に心電図（図1），胸部X線（図2），血液検査・尿検査（表1）を施行．
心エコー所見：EF 18％，びまん性壁運動障害．LADs 38 mm，LVDd 57 mm，LVDs 51 mm，mild MR，moderate～severe AR．

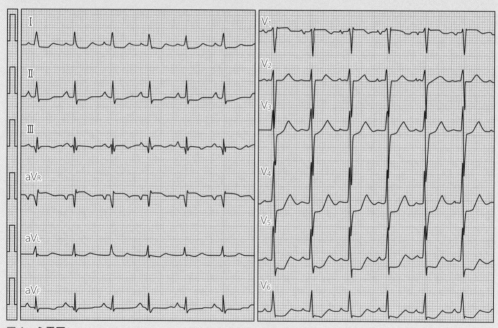

図1 心電図

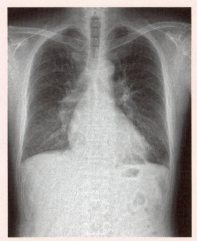

図2 胸部X線

表1 血液検査・尿検査（赤太字：高値・陽性, 黒太字：低値）

血液検査				尿検査	
WBC	8,120/μL	Cl	100 mEq/L	pH	5.5
好中球	79.4%	AST	90 U/L	比重	1.041
好酸球	0.0%	ALT	24 U/L	蛋白	(2+)
好塩基球	0.2%	LDH	512 U/L	糖	(±)
リンパ球	16.1%	ALP	95 U/L	潜血	(2+)
単球	4.3%	γ-GTP	42 U/L	ケトン体	(2+)
RBC	447×10⁴/μL	BUN	19.2 mg/dL	ウロビリノーゲン	(±)
Hb	14.0 g/dL	Cr	0.86 mg/dL	ビリルビン	(−)
Ht	40.9%	CRP	3.11 mg/dL	白血球	(−)
Plt	35.9×10⁴/μL	NT-proBNP	1,386 pg/mL	沈渣赤血球	5-9/HPF
TP	6.9 g/dL	CK	1,011 U/L	沈渣白血球	1以下/HPF
Alb	3.9 g/dL	CK-MB	182 U/L	※後日再検し, 蛋白尿, 潜血尿の改善を確認	
Na	135 mEq/L	LDL-C	139 mg/dL		
K	4.7 mEq/L	HDL-C	50 mg/dL		
		T-G	87 mg/dL		

これは休日の時間外に来院された方で，外来の内科医から相談を受けた症例だ．まずはシンプルに対応を確認しよう．

Q1 休日時間外の外来初期対応，どうしますか？

❶ STEMI[i] と判断し（症候性心不全はなし），緊急 CAG[ii] を施行する
❷ 心筋梗塞合併の急性心不全と判断し，準緊急 CAG を施行する
❸ 心筋梗塞合併の急性心不全と判断し，利尿薬での保存的加療を行う
❹ 急性心膜炎による両心不全と判断し，利尿薬での保存的加療を行う
❺ OMI[iii] ＋気管支喘息と判断し，診断的治療のため β 刺激薬を吸入してもらう

一見普通の急性心不全かと思いましたが，胸部レントゲン（図2）だとあまりうっ血には見えないです．でも心筋逸脱酵素は上昇しているみたいだから心筋梗塞……？ でも心電図（図1）だと ST 上昇はしていないような……？？

画像でも肺うっ血はあると思うよ，いぬ先生．心電図も V$_{5,6}$ で鏡像変化のような ST 低下があって，aV$_R$ で ST 上昇があると思います（図1'）．LMT[iv] の AMI[v] による急性心不全で，❷か❸でしょう．

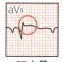 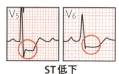
図1' 心電図（ぺん先生の指摘）

ぺん先生，さすがだなあ！ 所見の解釈はその通り．実際には現場の判断で❸（A）MI＋急性心不全と判断し，利尿薬での保存的加療が選択されました（正しい対応は後述）．また最後に振り返るけど，いくつか懸念点があったみたいだよ．

懸念点？

うん，1つ目は胸痛のエピソードがなく，1週間前からの心不全症状が主体だったこと．2つ目は胸痛がなく MI だとしても発症時期が不明なこと．3つ目は休日時間外だからマンパワーが弱かったこと．4つ目は全身状態が一見とても良好だったこと．5つ目は急性心不全時に緊急インターベンションを行うと，術中急変しやすいこと．ただし検査所見だけ見るとあまり保存的加療は勧めがたいけどねぇ．心筋梗塞合併の急性心不全なので，❷ 準緊急 CAG が正しいとしておきます（詳しくは後述）．

1週間前からの心不全症状ですね……．

実際にはフロセミドでの利尿薬治療が開始されましたが，残念ながら利尿反応が悪く，翌朝に虚血ではなく心不全が悪化しました．週明けに準緊急で CAG を行うべくカテ室に移動中でしたが，カテ室到着直後に CPA[vi] になってしまったため，カテ室で V-A ECMO[vii] を挿入し，気管挿管を行いました．

---

i　STEMI：ST elevation myocardial infarction（ST 上昇型心筋梗塞）
ii　CAG：coronary angiography（冠動脈造影）
iii　OMI：old myocardial infarction（陳旧性心筋梗塞）
iv　LMT：left main coronary trunk（左冠動脈主幹部）
v　AMI：acute myocardial infarction（急性心筋梗塞）
vi　CPA：cardiopulmonary arrest（心肺機能停止）
vii　V-A ECMO：静脈から脱血し，酸素化した血液を動脈に送血することで循環不全患者を救命する体外膜型人工肺（extracorporeal membrane oxygenation：ECMO）のこと．PCPS（percutaneous cardiopulmonary support，経皮的心肺補助）とも呼びます

大変だ！

中等度以上の AR[viii] があったため，悩んだ末に IABP を挿入しています（当院では Impella®[ix] が挿入できない）．幸い，循環動態には悪さをしませんでした．図3a は左冠動脈の CAG です．予想通り，LMT の高度狭窄でしたが，V-A ECMO 使用下だったので引き続き薬剤溶出性ステントを 1 本留置し PCI[x] を行いました（図3b）．RCA[xi] も起始部で閉塞していました（図3c）．

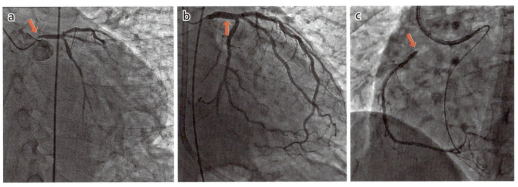

図3 CAG
LMT の高度狭窄だったので（a 矢印），薬剤溶出性ステントを 1 本留置した（b 矢印）．RCA も起始部（#1）で閉塞していた（c 矢印，PCI 中の画像）．

その後は経過良好で，V-A ECMO と IABP，気管挿管，いずれも抜去でき，神経学的後遺症はありませんでした．心不全としては安定しています．心エコーを再検すると，AR は中等度程度と改善傾向で，LVEF[xii] も 30％程度に回復しました．AR の原因はよくわかりませんが，弁輪拡大はなく，上行大動脈起始部にプラークのような壁在病変を認めます（図4 矢印）．さて，これらにはどう対応する？

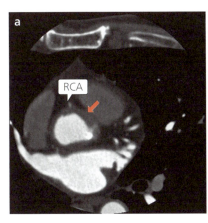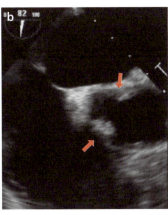

図4 造影 CT（a），経食道心エコー検査（b）
壁在病変を認める（矢印）．

---

viii　AR：aortic regurgitation（大動脈弁逆流）
ix　Impella®：極小のポンプをカテーテルで左室留置し，循環補助を行うデバイス
x　PCI：percutaneous coronary intervention（経皮的冠動脈インターベンション）
xi　RCA：right coronary artery（右冠動脈）
xii　LVEF：left ventricular ejection fraction（左室駆出率）

Q2 残存の RCA #1 100％と中等度 AR，どう対応しますか？（複数選択可）

❶ 心不全が安定しているので，当面薬物療法を継続する
❷ RCA の PCI のみ行う
❸ 1 枝バイパス（RCA）+ SAVR[xiii] を行う
❹ RCA の PCI と TAVI[xiv] を行う
❺ 血管炎の検索を行う

救命できたんですね！　この経過だったら，❶当面は薬物療法を行ってリハビリに専念したくなります．

診療の流れも大事だよね．あとはここで外科的介入を加えると合併症や廃用のリスクも考慮する必要があるし．

LVEF 30％の症候性心不全＋LMT の AMI 後の残存狭窄＋中等度の弁膜症なら，ガイドラインを踏まえると❸1 枝バイパスと SAVR だと思います．ところで，AR に TAVI ってできるんでしたっけ？

AS を合併していない AR に TAVI はできないよ！　選択肢❹は釣りだ！

……．

その後の経過にいくね！　ぺん先生の言う通り，当初は❸1 枝バイパスと SAVR が必要だと考え，心臓血管外科に相談したところ同意見だったため，引き続き術前検査を行いました．その際，この上行大動脈の壁在病変が気になったため，血管炎の評価を行っています．発熱や体重減少などのエピソードはなく，CT に加えて血液検査（赤沈，CRP，フェリチン，各種自己抗体）などを検査しましたが，いずれも異常は見られませんでした．

どうしたものか……．

ハートチームのカンファレンスで，この上行大動脈の壁在病変があるため通常の大動脈弁置換ではなく Bentall 手術[xv] が必要かもしれないと判断されましたが，AR が中等度ということを考えると，リスクに見合わないという結論に至りました．そのため❷ RCA のみ PCI を行いました．詳細は割愛しますが，左冠動脈から逆行性アプローチでワイヤーを通過させることで PCI に成功していますし，本来ならば MRI などで下壁のバイアビリティ評価をするべきでした．

やった！

その後，外来でフォローアップしているけど，心不全発作を起こすことなく経過しました．ところで，いろいろあった症例だけど，どう？　どこかで発表しない？（笑）

---

xiii　SAVR：surgical aortic valve replacement（外科的大動脈弁置換術）
xiv　TAVI：transcatheter aortic valve implantation（経カテーテル的大動脈弁留置術）
xv　Bentall 手術：大動脈基部置換術のこと

Q3 学会発表や論文投稿，しますか？（複数選択可）

❶複雑な PCI の症例として学会発表する
❷大動脈の壁在病変として論文投稿する
❸冠動脈入口部病変として学会発表する
❹ NSTEMI[xvi] の緊急カテ適応について院内の勉強会で発表する
❺発表も投稿もしない

またこの（Case11）オチですか！？　ぜひ発表したいんですが，ボク担当していないですよ．発表してもいいんでしたっけ？

お，やる気あるね！　そうそう，担当してなくてもいいらしいよ！

この RCA 起始部病変の PCI ができたのは発表の価値があると思います．ただ，自分が担当していたらの話ですが……．

最後聞こえなかったなあ？　ぺん先生の言うように，最初はオレも❶複雑な PCI の症例として学会発表しました．その後，いくつかの journal に投稿しましたが，残念ながらいずれも reject でした．ただ，そのうちの1つで「PCI ではなく❷大動脈の病変としてまとめた方が良い」とアドバイスがあったので，そのように内容を変えて次の journal に提出しました．そしたら Major revision[xvii] でした．

切り口を変えたらうまくいったんですね！

そういうこと！　この revision で「梅毒は検討しましたか？」と指摘されたんだよね．活動性の血管炎は否定したし，自己抗体はいずれも陰性で発熱などのエピソードもなかったから，梅毒の検討はしていませんでした．実際，梅毒の定性検査を行ったところ，RPR と TPLA[xviii] いずれも陽性でした．

えー！　梅毒なんですか！？

査読者恐るべしですね……．

解説で紹介しますが，梅毒の心血管合併症の症例報告と比べても，本症例は非常に典型的な所見でした．改めて本人と家族に説明し，梅毒の定量検査を行ったところ活動性が見られたため，感染症内科に紹介となりました．

最終診断　心血管梅毒 ⇒ RCA 起始部狭窄 ⇒ 虚血性心疾患（ACS[xix]）⇒ 急性心不全

---

xvi　NSTEMI：non-ST elevation myocardial infarction（非 ST 上昇型心筋梗塞）
xvii　修正すれば載せてあげるかもよ！という意味です
xviii　RPR/TPLA：rapid plasma reagin/*Treponema pallidum* latex agglutination
xix　ACS：acute coronary syndrome（急性冠症候群）

解説

1. primary PCI の適応

まずは虚血性心疾患をみたときの primary PCI（いわゆる緊急カテ，臨時カテ）について解説します．発症 12 時間以内の STEMI であれば primary PCI を行うべきですし，発症 24 時間以内の STEMI であれば primary PCI を検討して良いでしょう．逆に発症 24 時間以上経過し，血行動態および電気生理学的に安定しており症状が消失している患者に対しては，primary PCI は推奨されていません．

一方 NSTE-ACS[xx] の場合にはリスク評価が必要です．心筋逸脱酵素の上昇や新たな心電図変化を伴うような高リスク症例には 24 時間以内（心不全合併や血行動態不安定など，特にリスクの高い症例は 2 時間以内）の侵襲的治療戦略が推奨されています[1]．

2. 梅毒の臨床症状

梅毒の臨床症状は発症時期で早期顕症梅毒と後期潜伏梅毒，晩期顕症梅毒に分類され，心血管梅毒は晩期顕症梅毒に含まれます[2]．心血管梅毒の 3 徴として①大動脈瘤，②大動脈弁閉鎖不全症，③冠動脈起始部狭窄が特徴とされており[3]，本症例[4]と非常に類似した冠動脈病変が報告されています（図 5）[5]．

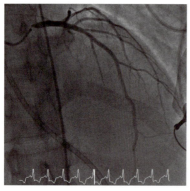

図 5　類似症例の冠動脈病変
〔Chadwick JA, et al. Secondary syphilis presenting with aortitis and coronary ostial occlusion. Sex Transm Infect 92：108-109, 2016 より転載〕

本症例の振り返り

1. 早期介入は必要だったのか？

本症例の来院時の心電図（図 1）からは，aV_R 誘導で ST 上昇が見られ，V_{4-6} 誘導で ST 低下が見られることから，LMT の AMI が疑われます．心筋逸脱酵素の上昇もあり，血圧も 90 mmHg 台と低めなため，この症例では緊急で侵襲的治療戦略が必要だった可能性もあります．しかし，胸痛のエピソードがなかったこと，RCA 閉塞があったにもかかわらず比較的血圧が保たれ全身状態が良好であったことを考慮すると，おそらく LMT の狭窄も慢性的なものであったと推測されます．いずれにしても，早期介入が必要で，血圧も低くリスクは低くはないため，Q1 は❷心筋梗塞合併の急性心不全と判断し，（準）緊急 CAG を施行するのが正しかったと考えました．

---

xx　NSTE-ACS：non-ST elevation acute coronary syndrome（非 ST 上昇型急性冠症候群）

2. reviewer のコメントが実臨床に役立つことがある

　この冠動脈病変をみて梅毒とわかる循環器内科医はかなり少ないでしょう．journal にもよりますが，論文を提出した後に editor もしくは reviewer から有益なコメントをもらえることが多いです．症例報告の論文投稿は，同じような症例で苦慮している医師たちへの情報発信が第一義だと考えますが，今回のように reviewer からのコメントが実臨床に役立つこともあるのだと強く実感しました．

うし先生からの **Take Home Message**

- 発症から 24 時間以内の STEMI は primary PCI，高リスクの NSTE-ACS には早期侵襲的治療を検討しよう！
- 教訓的な症例こそ積極的に論文投稿をしよう！

※この症例は文献 4 をもとにしており，図 4a は文献 4 からの転載です．

※この症例の元となる症例は，第 54 回日本心血管インターベンション治療学会 北海道地方会ならびに第 31 回日本心血管インターベンション治療学会学術総会で発表しました．

文献

1) 日本循環器学会．急性冠症候群ガイドライン（2018 年改訂版），
   https://www.j-circ.or.jp/cms/wp-content/uploads/2018/11/JCS2018_kimura.pdf［2025 年 2 月閲覧］
2) Golden MR, et al. Update on syphilis: Resurgence of an old problem. JAMA 290：1510-1514, 2003
3) Romanowsky B, et al. Syphilis：review with emphasis on clinical, epidemiologic, and some biologic features. Clin Microbiol Rev 12：187-209, 1999
4) Uehara H, et al. Tertiary Cardiovascular Syphilis Presenting as Aortic Regurgitation, Aortitis, Thrombus, and Coronary Artery Occlusion, Requiring Percutaneous Coronary Intervention. Am J Case Rep 24：e941070, 2023
5) Chadwick JA, et al. Secondary syphilis presenting with aortitis and coronary ostial occlusion. Sex Transm Infect 92：108-109, 2016

Case15

難易度 ★★☆

入院中の心肺停止
V-A ECMO 入れましたが……

あなたは**循環器内科のオンコール（院外コンサルト）当番**です．夜中の3時に電話が鳴りました．

遅くにごめんね！　循環器コンサルトなんだけど，整形外科で頸椎の手術を1週間前にしている人で，夜中の3時に体交しているときから6L/分くらい必要な低酸素になってて，呼吸も弱いから気管挿管を検討していた矢先にCPA[i]になっちゃって．CPR[ii]をした後にすぐにROSC[iii]したんだけど，心電図をとるとⅡ，Ⅲ，aVFでSTが上がってて，低酸素が先行しているのは少し変なんだけど，ACS[iv]によるCPAでないかと思って，カテを検討してほしくて電話しました．

今回はこれまでの症例と少し異なる角度から振り返るよ！　オンコール待機時，夜中の寝ぼけた状態でこんな電話が院内の内科当直医からきました．

ボクだったらパニックになっちゃいそうです！

施設の状況としては，病棟でのV-A ECMO[v]は困難で，CAG[vi]もV-A ECMOもカテ室で施行しています．カテ室業務は循環器内科医（あなた）と放射線技師・臨床工学技士（院外），看護師（院内）の4人で行うため，CAGやV-A ECMOを挿入する場合は院外待機の技師さんを呼ばないといけません．

Q1 相談を受けた循環器当番（院外）のあなたはどうしますか？

❶緊急カテを決定し，院外待機の技師にコールしながら，ただちにカテ室の準備を自ら行う
❷まずは自分のみ，ただちに病院に行く
❸この電話で経過を詳細に聞く
❹「緊急カテの適応はない」と伝える
❺他の循環器内科の同僚か先輩に相談する

---

i　CPA：cardiopulmonary arrest（心肺機能停止）
ii　CPR：cardiopulmonary resuscitation（心肺蘇生）
iii　ROSC：return of spontaneous circulation（心拍再開）
iv　ACS：acute coronary syndrome（急性冠症候群）
v　V-A ECMO：静脈から脱血し，酸素化した血液を動脈に送血することで循環不全患者を救命する体外膜型人工肺（extracorporeal membrane oxygenation：ECMO）のこと．PCPS（percutaneous cardiopulmonary support，経皮的心肺補助）とも呼びます
vi　CAG：coronary angiography（冠動脈造影）

誰かに相談したいですね！ でもとりあえず❷自分が病院にいきます！

ACSによる心停止なら今後再度心停止をしたときにECPR[vii]の適応にもなるし，病棟でV-A ECMOが挿入できないので，ワタシなら❶技師さんにもコールしながら病院に行きますね．

うんうん，確かにCPAは最も緊急性がある急変だから，後手後手にならない方が良いよね．まずCPAのときは，院内であれば皆さんACLS[viii]を実施すると思います．もちろんこれが大前提ですが，CPAにも病歴があります．循環器内科医であればぜひ，短時間での病歴の確認を意識してください．

実際はどんなエピソードが多いんでしょう？

良い質問だね！ まずACSでCPAになる場合，多くはVF/VT[ix]もしくは高度房室ブロックなどの不整脈のことが多いです．もしくは重症3枝病変であればそっとCPAになることもありますし，心不全を合併すると急性心不全を経由してCPAとなることもあります．

恐ろしや……．

この症例の病歴だと，ACSそのものによるCPAとは考えづらく，（ACS→）急性心不全によるCPAはあり得るかもしれませんが，心電図変化（下壁誘導のST上昇）は心停止の影響の可能性が高そうです．体交時にみるみる呼吸が弱くなったのも少し違和感があります．頸椎を保護していたため，起座呼吸になれなかったのかもしれませんが……．

この電話ではどんなことを聞けば十分でしょうか？

年齢と最近の様子のみ聞きました．78歳男性で，最近は低酸素と意識レベルの低下があったようです．とりあえず，初期波形やそれ以外の病歴，心停止直前の病歴，今の波形を確認しつつ，実際の心停止時間や現在の状態を見ながら判断が必要と思いつつ，少なくともただちにCAGを要するACSや心原性の心停止の可能性は低そうだったため，❷まずは自分のみ，ただちに病院に行くことにしました．ただ，後から振り返ると，ぺん先生が言うように技師さんも呼んでおいた方が安全だったかもしれません．

自分が病院に行くといったものの，ドキドキです……．

オレが病院に到着すると，バイタルは一見安定していましたが，神経学的状況はあまり良くなさそうでした．初期波形はasystoleで，一過性の心電図変化があったようですが，現在の心電図ではACSを示唆する有意なST-T変化はありません（図1）．

---

vii ECPR：extracorporeal cardiopulmonary resuscitation（体外循環式心肺蘇生）
viii ACLS：advanced cardiac life support（二次救命処置）
ix VF/VT：ventricular fibrillation/ventricular tachycardia（心室細動/心室頻拍）

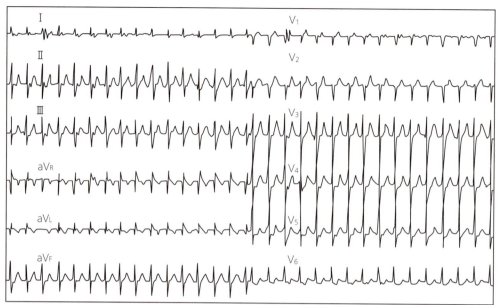

図1 心電図（うし先生病院到着時）

　最初のコールにあった「頸椎の手術」も気になります．

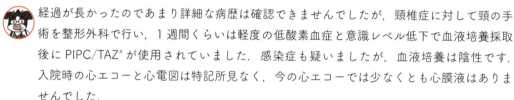　経過が長かったのであまり詳細な病歴は確認できませんでしたが，頸椎症に対して頸の手術を整形外科で行い，1週間くらいは軽度の低酸素血症と意識レベル低下で血液培養採取後に PIPC/TAZ[x] が使用されていました．感染症も疑いましたが，血液培養は陰性です．入院時の心エコーと心電図は特記所見なく，今の心エコーでは少なくとも心膜液はありませんでした．

　全然鑑別が思い浮かびません……．

　総合的には心原性の可能性は低いと思いましたが，他の対抗馬もすぐにはわかりません．また可逆性の（救命し得る）疾患が ACS などの心原性であり，加えて再度の CPA リスクも高いと考えたため，CAG±V-A ECMO 目的に緊急カテ方針としました．

　可逆性・緊急性を考えての判断ですね．

　カテ室に入った途端に徐々に血圧低下し，再度 CPA となりました．CPR を行いただちにV-A ECMO を挿入しています．V-A ECMO の flow があまり確保できなかったため，生理食塩水を急速投与し，胸骨圧迫は継続しました．CAG を行うと，LCX #13 90％[xi] を確認しました（図2）．他の冠動脈はおそらく大丈夫です．念のため肺動脈造影を行ったところ，PTE[xii] はありませんでした．大動脈解離評価のための大動脈造影は行っていません．

---

x　PIPC/TAZ：ピペラシリン/タゾバクタム
xi　LCX #13 90％：LCX（左冠動脈回旋枝）の #13 が 90％狭窄していた，という意味
xii　PTE：pulmonary thromboembolism（肺血栓塞栓症）

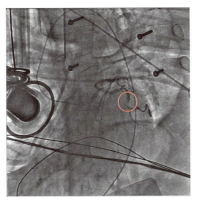

図2 CAG（丸部分：狭窄部位）

Q2 心停止の原因は？ またLCXはPCIしますか？

❶ LCXの狭窄はCPAの原因と考えられるため，緊急PCIを行う
❷ LCXの狭窄はCPAの原因とは考えにくいが，緊急PCIを行う
❸ LCXの狭窄はCPAの原因と考えられるが，緊急PCIの適応はない
❹ LCXの狭窄はCPAの原因とは考えにくく，緊急PCIの適応はない
❺ 冠攣縮性狭心症の可能性を考慮し，冠拡張薬を冠注する

冠動脈病変，ありましたね！ 循環器内科だったらPCIするのではないでしょうか？ なので❶か❷です！

いぬ先生は循環器内科向きだね，入局決定！ ただ，適応と意義についても，限られた時間の中で考えてみよう！

CPAからROSC直後の心電図で下壁誘導のST上昇があったので，やはりCPAの一因なのではないでしょうか？ ただ，心停止時間が長く，PCIの適応と意義は少なそうに感じるため，ワタシは❸を選びます．

心電図変化のことをよく覚えていたね．全く影響がなかったとは言えないよねぇ．

ST上昇のこと，忘れかかってました……．

よし，じゃあまとめに入るよ．ここまでの限られた状況からはPTEや心膜液を伴うA型解離は否定的で，心原性とするとACSによる急性心不全でした．しかし，低酸素血症の遷延や意識障害などからは否定的で，冠動脈病変と合わせると，蘇生直後のST上昇はLCX病変による心停止の影響と考えるのが妥当です．実際，V-A ECMO下でACLSを行っても今回はROSCもしません．LCX 1枝病変としては不自然です．総合的には，❹ LCXの狭窄はCPAの原因とは考えにくく，緊急PCIの適応はないと考えました．残念ながら救命には至りませんでした．

……．

全ての症例で100点の診療をするのは現実的には難しいです．大事なのは，印象に残った症例は振り返りを行うことです．この症例を入院時の病歴から振り返ってみましょう．

症例	78歳男性．亜急性経過の発熱，倦怠感，低酸素血症，意識障害
現病歴	
X日	デイサービス帰宅後より歩行困難
X+2日	発熱，倦怠感，全身痛で起立困難となり近医搬送．血液内科と脳外科対診では異常なし（悪性リンパ腫は安定しているとの評価）．
X+7日	当院整形外科紹介．頸椎C6骨折の診断で入院．起きると頭部痛あり．寝たきりで食事も不可．入院時に心電図（図3），胸部X線（図4）を施行．
X+10日	微熱が出現．
X+12日	C5-7前方固定（プレート）施行．
X+15日	38℃弱の微熱～発熱が持続．血液培養採取後，PIPC/TAZを開始（全身の単純CTで特記所見なし）．
X+20日	夜間より酸素2 L/分を要する低酸素血症と意識レベル低下が出現．頭部単純CT（図5）と頭部単純MRI（図6）を施行し脳神経内科に相談．
X+21日	血圧144/87 mmHg，脈拍116 bpm，呼吸数30回/分，SpO$_2$ 99％（鼻カニューラ2 L/分），体温37.9℃． 血液培養は陰性．血液検査ではCRP 2.0 mg/dL以外は特記所見なし．
X+22日	深夜～早朝のCPA
既往歴	悪性リンパ腫，陳旧性心筋梗塞，左大腿骨骨折術後，帯状疱疹

検査

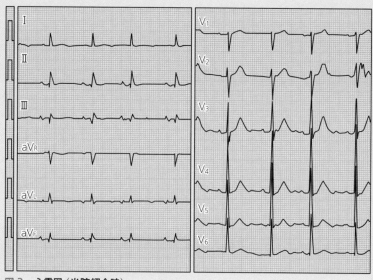

図3 心電図（当院紹介時）

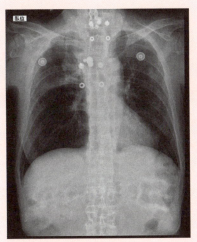

図4 胸部X線（当院紹介時）

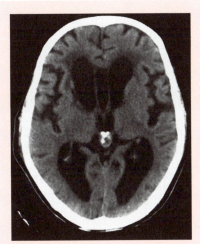

図5 頭部単純CT

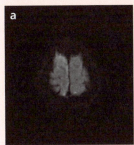 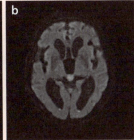 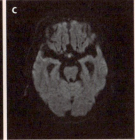

図6 頭部単純MRI（拡散強調）
a：頭頂部レベル，b：基底核レベル，c：中脳レベル

これまでの経過を振り返って，最終診断を考えてみてください．

Q3 最終診断は？

❶亜急性心筋炎による急性心膜炎
❷脳炎・髄膜炎
❸悪性リンパ腫の再燃
❹サルコイドーシス
❺エキノコックス症

もう全然循環器内科じゃないですよ！

いぬ先生は研修医なんだから循環器以外の病気も考えておくれ（笑）．

❹サルコイドーシスなら全身の症状を来してもおかしくないような……．

サルコイドーシスを否定するのは難しいけど，それを示唆するリンパ節腫脹などはなさそうだ．神経サルコイドーシスによる意識障害と言われると，この情報からは簡単には否定できないけど，経過が速すぎるとは思うよ．

あと，MRI（図6）が全然読めないんで教えてほしいです……．

そこがポイントなんだ！ 頭部MRIをもう一回見てみよう．側脳室に高信号域があるよね（図6b' 丸）．ここから脳室内に膿瘍があると判断できます．右前頭葉にも高信号域があり，硬膜下の膿瘍なのかもしれません．経過がやや亜急性だから通常の細菌性髄膜炎ではない可能性もありますが，❷髄膜炎と考え，MRI所見から脳室内膿瘍と診断しました．確かに頸椎症は画像的には間違いなくあったけど，そういう目で見ると，最初の発熱や頸部痛，倦怠感も髄膜炎で説明できると思います．

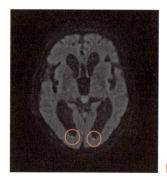

図6b'　頭部単純MRI（拡散強調，丸：側脳室の高信号域）

これで髄膜炎ですか!?　そしたらもっと早く診断できていれば……．

症例カンファレンスだとどうしても気になってしまうよね．確かに早く診断できるに越したことはないけど，この症例は少なくとも来院時には発熱や頭痛はあまり目立たず，かなり緩徐な経過でした．CRPも非常に低く，診断は容易ではないと思います．また，髄膜炎を狙ったものではないけど広域抗菌薬を十分量使用はしていたし，もともと髄膜炎は予後が悪いので，早期に診断できても救命できなかった可能性が高いと考えました．

病歴を改めて確認することと振り返ることが大事なのですね．脳室内膿瘍の画像所見も勉強になりました．

最終診断　脳室内膿瘍

解説

1. CPA に対する V-A ECMO・ECPR の適応

CPA に対する V-A ECMO について，一般的な適応は①心筋梗塞や心筋炎で，IABP 施行下でも心係数が 1.5 L/分/m² 以下の重症ポンプ失調例，②難治性で繰り返す VT/VF 患者，③ ACS 群の冠動脈形成術までのサポートやブリッジ，④急性 PTE によるショック，⑤偶発性低体温による循環不全，⑥心肺停止蘇生例などです[1]．最近では敗血症性心筋症などでも有効性が報告されていますが[2]，心筋症を伴わない敗血症や心原性ショック以外の循環不全への有効性は乏しいです．

近年では CPR に ECMO を加えた ECPR を取り組んでいる施設も増えています．初期波形 VT/VF は心原性の心停止の可能性が高く ECPR の検討材料の 1 つとも考えられていますが，初期波形が VT/VF でなくても ECPR が有効であることもあります[3]．

2. 髄膜炎の診断

髄膜炎を疑ったら腰椎穿刺を行うのが鉄則です．しかし，抗血栓薬服用の関係などで施行がためらわれたり，そもそも髄膜炎を疑えなかったりする場合もあります．そんなときに頭部 MRI が有効なことがあります．異常所見が見られないことも多いですが，FLAIR で脳表のくも膜下腔などに異常高信号を認めたり，拡散強調で軟膜の膿瘍が映ったりすることがあります．また，本症例のように脳室内膿瘍として診断されることもあります[4]．

本症例の振り返り

本症例は頭痛や発熱が初期に目立たなかったためと，頸部痛に頸椎症が合併したため，髄膜炎の診断が困難になったと考えられます．髄膜炎としての経過が緩徐であり，全身の炎症所見が乏しかったことも診断を難しくしました．髄膜炎を疑えていれば，早期の腰椎穿刺と髄膜炎をターゲットとした適切な抗菌薬治療を行うことができたでしょう（ただし，それでも救命が難しかった可能性が高いです）．

意識障害というと非専門医は脳卒中の除外に目がいきがち（脳卒中除外目的に画像検査を行うことが多い）ですが，髄膜炎も合わせて疑うことが大切です．

うし先生からの Take Home Message

- CPA のときでも，病歴と所見から心原性の急変かどうかを短時間で検証しよう！
- 意識障害を見たら髄膜炎を疑い，腰椎穿刺を検討しよう！

文献

1) 日本救急医学会用語集．
   https://www.jaam.jp/dictionary/dictionary/index.html ［2025 年 2 月閲覧］
2) 日本版敗血症診療ガイドライン 2020 特別委員会．日本版敗血症診療ガイドライン 2020．日集中治療医誌 28（Suppl），2021
3) 麻喜幹博，他．院外心停止における体外循環式心肺蘇生（ECPR）症例 23 例の検討 〜初期波形「ショック非適応波形」に対する ECPR の可能性〜．心臓 49：455-461，2017
4) 中嶋秀人．髄膜炎の診療マネジメント：画像所見を中心に．神経治療 33：150-154，2016

Case16

難易度 ★★☆

ST上昇を伴う胸部絞扼感
冠動脈はキレイなのですが……

症例	85歳男性．2時間前からの胸部絞扼感
現病歴	来院2時間前から胸部絞扼感を自覚．以前に心筋梗塞を発症したときと似ていた．ニトロ舌下投与しても改善しないため当院救急搬送となった．
既往歴	急性心筋梗塞（PCI to RCA #3[i]），高血圧症，脂質異常症，胆石症
内服薬	クロピドグレル 75 mg/日，アトルバスタチン 10 mg/日，ベニジピン 4 mg/日，ランソプラゾール，レバミピド
バイタル	血圧 137/72 mmHg，脈拍 56回/分，呼吸数 16回/分，SpO$_2$ 96%（自発呼吸 room air），体温 36.0℃．
現症	胸部：肺雑音なし，心雑音や異常心音なし．腹部：平坦 軟 圧痛なし．四肢：両下腿に浮腫なし．
検査	心電図（図1：3ヶ月前，図2：来院時）と胸部X線（図3）を示す．

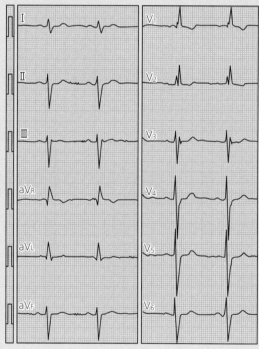

図1 心電図（来院3ヶ月前）

---

i PCI to RCA #3：RCA（右冠動脈）の #3 に PCI（経皮的冠動脈形成術）を行った，という意味

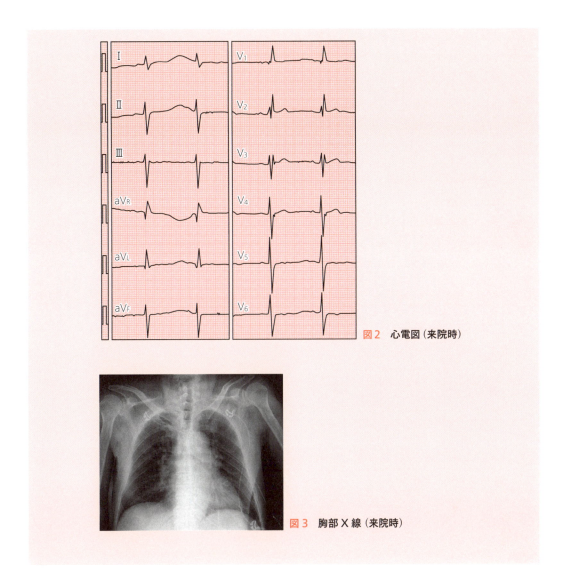

図2　心電図（来院時）

図3　胸部X線（来院時）

今回は平日夜間に当院へ搬送された症例です．オレがコンサルト当番で自宅待機だったときに相談を受けました．さぁどうだい？

Q1 初期対応はどう考えますか？

❶ 非心原性の疾患による心電図変化と考え，原因検索を継続する
❷ 急性大動脈解離による心電図変化と考え，造影CTを行う
❸ LAD[ii]のSTEMI[iii]と考え，緊急CAG[iv]を行う
❹ たこつぼ症候群と考え，経過観察入院を提案する
❺ 急性心膜炎と考え，造影CTを行う

---

ii　LAD：left anterior descending artery（左冠動脈前下行枝）
iii　STEMI：ST elevation myocardial infarction（ST上昇型心筋梗塞）
iv　CAG：coronary angiography（冠動脈造影）

今回はシンプルなACS[v]の問題ですね！ ちゃんと比較のために発症前の心電図も出してくれるなんて，うし先生優しい．V$_{2,3}$で新規にST上昇しているので❸LADのAMI[vi]ですね！（図1'，2'）

優しいなんて言われても何もあげないんだからな，うっしっし！

優しいかどうかはおいといて，確かに右脚ブロック波形なのにV$_{2,3}$でSTが上昇しているのは変ですね．しかも，その他の誘導ではST-T変化がなく，鏡像変化がないのも違和感があります．V$_1$でST上昇がないのがたこつぼ症候群の特徴なので，印象としては❹たこつぼ症候群です．

ぺん先生の違和感はとても大事だね！ まあ厳密にいうと，3ヶ月前に比べてV$_1$の陰性T波が平坦化している（図1'，2'）から，ST-T変化はアリとみなすかな．でも確かに典型的なLADのAMIとしては下壁誘導に全く変化がないのはおかしいね．

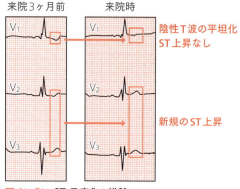

図1'，2'　ST-T変化の推移

確かにⅡ，Ⅲ，aV$_F$のSTは上がっても下がってもいないです．

吸気時痛もなかったため，急性心膜炎も否定的でした．心エコーを当ててみましたが，特記所見はありません．前壁の壁運動も正常です．以前の心筋梗塞と症状が似ているとのことだったので，❸LADを中心とした心筋虚血を否定するため，緊急でCAGを行うこととしました．

まずは致死的な疾患を除外しようということですね．

うん．カテ室移動まで少し時間があったため，他疾患除外目的で造影CTも行いましたが，大動脈に問題なく，以前から指摘されている胆石しか所見はありませんでした．カテ室に行く前に血液結果も出ていたのであわせて確認しておきましょう（表1）．

---

v　ACS：acute coronary syndrome（急性冠症候群）
vi　AMI：acute myocardial infarction（急性心筋梗塞）

表1 血液検査の結果（来院時）

WBC	8,320/μL	AST	30 U/L	Na	142 mEq/L
好中球	54.4%	ALT	19 U/L	K	3.6 mEq/L
好酸球	6.0%	LDH	173 U/L	Cl	105 mEq/L
好塩基球	0.6%	T-Bil	0.4 mg/dL	CK	84 U/L
リンパ球	33.5%	γ-GTP	34 U/L	pH	7.399
単球	5.5%	TP	6.4 g/dL	pCO$_2$	42.2 mmHg
Hb	14 g/dL	BUN	17.9 mg/dL	pO$_2$	27 mmHg
Plt	16.8×10^4/μL	Cr	0.99 mg/dL	HCO$_3^-$	25.6 mEq/L
PT-INR	0.92	CRP	0.11 mg/dL	Lac	21 mg/L
APTT	24.4 s	Glu	113 mg/dL	AG	12 mmol/L
Dダイマー	1.49 μg/mL	トロポニンT	0.014 ng/dL		

 あまりめぼしい所見はありませんね．

 CAGでは予想通り冠動脈に病変はありませんでした（図4）．カテ室での心電図変化はまだ続いています．本人の症状は搬送時よりは良さそうですが，こちらも依然として続いています．

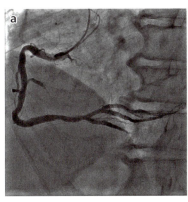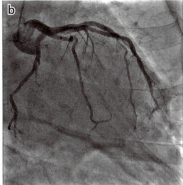

図4 CAG
a：右冠動脈，b：左冠動脈

Q2 CAG直後の方針，どうしますか？（複数選択可）

❶冠攣縮薬物誘発試験を行う
❷冠微小循環障害の検査を行う
❸カテ室で問診と身体所見を取り直す
❹心筋逸脱酵素をフォローアップする
❺心電図をフォローアップする

 いや〜AMIでなくて良かったですね！ 一安心……．

まぁそうなんだけどさ，そもそもカテ前からきっと違うと思ってたよね！？ AMI でないとちょっとテンションが下がる循環器内科医もいるけど，ここからが本当の勝負だよ！

ワタシならたこつぼ評価のためにカテ室でそのまま左室造影をします．あと最近は，AMIでなければ追加で❶冠攣縮薬物誘発試験をやって良かったはずなので，アセチルコリン負荷も考えます．

たこつぼ推すねぇ！ このときはやらなかったけど，確かに左室造影するのは手だったね．翌日技師さんに心エコー検査をやってもらった結果，左室機能は全く問題なかったから総合的にたこつぼ症候群は否定としました．

（さらば，たこつぼ……）

あと，オレも必要なときには❶冠攣縮薬物誘発試験を追加することはあるけど，この症例だと CAG をした時点で胸部症状と心電図変化が残存しているよね．このときに狭窄がないので，少なくとも本幹の太い血管の冠攣縮は否定できるのではないかな．

確かに，薬物負荷しなくても症状（＋），心電図変化（＋）になってしまいますね……．

そういうこと！ 最近は MINOCA，INOCA[vii] に注目が集まっているけど，この後の診療フローチャートについては確立されたものはまだないんだ．やはり AMI を除外できていない状況だと十分に問診や身体所見が取れないのと，オレも患者さんも心臓寄りの問診になりがちだから，❸カテ室で改めて問診と身体所見を取り直しました．患者さんは「胸部〜心窩部の不快感」と表現されましたが，心窩部に圧痛はなく，吸気時痛もありません．

診断の糸口が見出せません……．

外来でできる検査はやり尽くしましたが，少なくとも緊急性のある疾患は除外できたと思うので，入院での経過観察としました．今後，心筋逸脱酵素が上昇するなら MINOCA，上昇しないなら INOCA かもしれません．心電図が元に戻るなら今回のイベントに関連した心電図変化ですが，このまま元に戻らないなら慢性的な所見かもしれません．以上より，❹心筋逸脱酵素と❺心電図をフォローアップすることとしました．

今後の経過を見て判断するしかないですね．

その後の経過を説明するね．症状には波があるみたいで，見かけ上はあまり sick には見えないけど，症状はすっきりしません．まず入院翌日（day 2）に発熱と悪寒戦慄が出現しました．血液培養を採取したのち造影 CT を再検すると，胆嚢腫大は目立たないものの胆嚢壁の肥厚が見られました（図 5b 矢印）．心筋逸脱酵素の上昇はありませんでした．心窩部の圧痛ははっきりせず，感染フォーカスが絞れませんでしたが，悪寒戦慄を伴っていることから菌血症が疑われたため，CTRX[viii] での抗菌薬治療を開始しました．

なんだか感染症のニオイが……．

---

vii MINOCA/INOCA：冠動脈閉塞を伴わない心筋梗塞/虚血性心疾患
viii CTRX：セフトリアキソン

さすがいぬ先生，いい鼻してるね！ さらに翌日（day 3）に診察にいくと，症状は胸部より腹側に移動し，上腹部の圧痛もはっきりしてきました．day 5には心電図は正常化し，発熱や上腹部痛も改善していましたが，再度造影CTを施行すると，胆嚢は著明に腫脹し，周囲に膿瘍化を認めました（図5c 矢印）．このあたりで血液培養から *Campylobacter jejuni* が検出されています．下痢などは見られませんでした．ここまでの経過を表2にまとめます．さて，この症例に含まれる診断は何でしょうか？

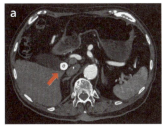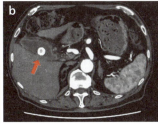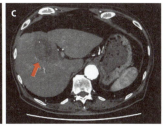

図5 造影CT
a：第1病日，b：第2病日，c：第5病日

表2 入院後の経過

Day	1	2	3	4	5
症状	胸部絞扼感 → 上腹部痛 → 発熱・悪寒戦慄 →				
心電図	ST上昇 → ST正常化				
CT	胆石 → 胆嚢壁肥厚 → 胆嚢壁腫脹・膿瘍化				

Q3 この症例に含まれる診断は？

❶ 胆石疝痛
❷ AMI
❸ 菌血症
❹ 急性胆嚢炎
❺ カンピロバクター腸炎

血液培養からカンピロバクターが検出されたんですか！？ じゃあもう❺カンピロバクター腸炎です！

おいおい，あまりにも安易すぎるだろ（笑）．これまでの臨床経過はどうした！

すみません……．

とりあえず，心筋逸脱酵素は上昇していないので❷AMIがないことはわかりました．最終診断としては❹急性胆嚢炎だと思います．あとはちょっとわかりません．

正直でよろし！ 実は，オレもよくわからないんだ（笑）．

……（酔ってるのかな？）

（ヒック）詳しくは解説で説明するけど，結局明らかなのはぺん先生の言う通り．では来院時の症状は❶胆石疝痛なのか，あるいは❸狭心症，いわゆる INOCA なのかということが問題だよね．INOCA は「慢性的な胸部症状」と定義されるから，今回の症例は正確には INOCA ではないんだけど．

定義の理解が曖昧なので，ガイドライン読みなおします〜！

そうしておくれ（笑）．胆嚢炎で心電図変化が生じることがあるというのは古くから言われているけど，あまり機序や頻度は文献でも言及されていないんだよね．オレとしては，❶胆石疝痛により冠血流低下が誘発され，その後 day 2 に❹胆嚢炎が発症し，そのまま❸菌血症になったものだと結論づけました．INOCA の原因とされる微小循環障害も最近提唱された概念でわかっていないことも多いので，冠動脈に病変がなく INOCA/MINOCA を疑ったら，個々の症例ごとにアセスメントして，慎重にフォローアップすることが大事なんだと思うよ．

最終診断 胆石疝痛 ⇒（狭心症疑い ⇒）急性胆嚢炎＋菌血症（*Campylobacter jejuni*）

解説

今回の症例をまとめると「心電図変化を呈した急性胆嚢炎」になります．ポイントを 2 点解説しましょう．

1. 急性胆嚢炎はしばしば ACS にみえる

本症例のように，心電図変化を伴って ACS に模倣した急性胆嚢炎については複数報告されています[1-3]．また，入院中に急性胆嚢炎を発症することは実臨床でもしばしば経験します．

Ozeki らは循環器科を受診している 5,552 人の患者のうち，16 人が入院中に急性胆嚢炎を発症し，11 人は心血管疾患で入院中だったと報告しています[4]．興味深いことに，この 11 人のうち 5 人は当初心臓疾患と診断されましたが，後に急性胆嚢炎であることが判明しました．

急性胆嚢炎が ACS などの心疾患に類似してみえる理由として，発症初期には必ずしも胆嚢壁腫脹や胆嚢腫瘍などが顕在化していないことが挙げられます．初療時に診断が困難な場合には，時間経過を追いながら症状や画像のフォローアップをすることが重要です．

2. なぜ急性胆嚢炎で心電図変化を伴うことがあるのか？

急性胆嚢炎で心電図変化を伴う理由として，①胆管の腫脹が冠動脈の流量を減少させる，②迷走神経を介した反射による冠攣縮がある，③他の内臓臓器の炎症に反応して心電図変化が誘発されるなどが考えられています[4]．本症例では CAG 時に冠動脈本幹の攣縮はなく，来院時は胆嚢

含めて炎症所見はないため，②と③は否定的です．INOCAは「慢性的な胸部症状」と定義されているため[5]，仮に①の機序であってもINOCAではありませんが，類似した病態により一過性の心電図変化を呈したのかもしれません．

ちなみに，急性胆嚢炎の起因菌として *Campylobacter jejuni*（カンピロバクター）が起因菌であることはかなり珍しいようで，本邦でも2例しか報告されていません[6]．通常の急性胆嚢炎と診療方針は同じですが，いわゆるカンピロバクター腸炎のような消化器症状を先行する症例は少ないです[7]．カンピロバクターが起因菌だったから心電図変化を呈したわけではないと考えます．

本症例の振り返り

結局のところ，来院時の症状が胆石疝痛だけなのか，狭心症症状も合併したのかの確証はありませんが，上記考察から，胆石疝痛により冠血流低下を引き起こし，狭心症症状を呈した可能性もあると考えました．その後，カンピロバクターによる菌血症と急性胆嚢炎を引き起こし，心窩部痛に限局したと推察されます．慎重にフォローアップをしたため，早期に抗菌薬治療を行い，画像で顕在化したタイミングで消化器内科に転科することができました．

胆嚢周囲にも炎症が見られ，膿瘍化している可能性がありました．そのため，抗菌薬をPIPC/TAZとAZM[ix]に変更し，画像を見ながらやや長期間使用し，画像所見も改善しています．後日待機的な胆嚢摘出術を提案しましたが，患者さんより保存的加療の希望があったため，外来フォローアップとなっています．

うし先生からの Take Home Message

- STEMIを疑ったら，緊急CAGをためらわないようにしよう！
- 冠動脈病変がない場合は改めて臨床経過を確認し，INOCA/MINOCAの枠組みで慎重にフォローアップをしよう！

※この症例は文献8をもとに作成しており，図1，5，表1は文献8からの転載です．

文献

1) Aksay E, et al. Acute coronary syndrome mimicked by acute cholecystitis. Emerg Med Australas 22：343-346, 2010
2) Durning SJ, et al. Chest pain and ST segment elevation attributable to cholecystitis：A case report and review of the literature. Mil Med 171：1255-1258, 2006
3) Patel N, et al. Acute cholecystitis leading to ischemic ECG changes in a patient with no underlying cardiac disease. JSLS 15：105-108, 2011
4) Ozeki M, et al. Acute cholecystitis mimicking or accompanying cardiovascular disease among Japanese patients hospitalized in a Cardiology Department. BMC Res Notes 19：805, 2015
5) 日本循環器学会，他．2023年JCS/CVIT/JCCガイドラインフォーカスアップデート版　冠攣縮性狭心症と冠微小循環障害の診断と治療．
   https://www.j-circ.or.jp/cms/wp-content/uploads/2023/03/JCS2023_hokimoto.pdf［2025年2月閲覧］
6) 西野将司，他．*Campylobacter jejuni* による胆嚢炎の1例．日臨外会誌 81：2117-2122，2020
7) Udayakumar D, et al. Campylobacter cholecystitis. Int J Med Sci 6：374-375, 2009
8) Uehara H, et al. Acute Cholecystitis Caused by Campylobacter jejuni Mimicking Acute Coronary Syndrome. Cureus 16：e53608, 2024

---

ix　PIPC/TAZ，AZM：ピペラシリン/タゾバクタム，アジスロマイシン

Case 17

難易度 ★★☆

循環器病棟のちょっと不明熱
のぼせただけですよね？

症例	70歳男性．一過性意識消失
現病歴	2週間前から忙しく食事摂取量は減っていた．X月Y日，入浴中に意識消失を認めた．意識消失時間は不明だが短時間で外傷はなく，溺水はしていない．意識消失している姿を妻が発見し，救急要請となった．搬送中に意識レベルは正常に回復した．
既往歴	糖尿病，脂質異常症
内服薬	メトホルミン，ピタバスタチン，リナグリプチン，エンパグリフロジン
バイタル	意識クリア，血圧 126/64 mmHg，脈拍 104 bpm，呼吸数正常，SpO$_2$ 98％，体温 39.1℃．
現症	全身状態は良好．心音：整 収縮期雑音．肺音：肺雑音なし．腹部：平坦 軟 圧痛なし．両下腿に皮疹や浮腫なし．
検査	心電図では洞頻脈で，特異的な所見はなし．

これも救急外来での症例だよ．まずは救急外来での方針を考えてみよう．

Q1 外来で確認する内容として，優先度が高い順に並びかえてください．

❶頭部単純 CT
❷胸部 X 線
❸血液検査
❹病歴
❺心エコー検査

やはり脳が大丈夫か心配なので，❶頭部単純 CT は早めに撮りたいです．

頭部 CT に関係して，外傷はなかったんですかね？ あと心電図では脚ブロックやε波，陰性 T 波などの所見はありましたか？

ぺん先生，鋭い！ まず心電図はしっかり確認したくなるよね．心電図にはそのような特異的所見はありませんでした．意識消失時の外傷もないと考えてください．

それならまず❸血液検査と❺心エコーはとりたいです．❷胸部 X 線は撮るとしたら大動脈解離や心不全の評価ですかね．あまり優先度は高くないと思います．

ほほーう（ニヤニヤ）．

違いましたか？

後で詳しく解説するけど，失神診療でいちばん重要なことは❹病歴です．仮に心臓リスクがたくさんあっても反射性失神は起こるし，起立時に失神したら起立性低血圧です．失神中のバイタルサインや心電図でなければ，心臓検査はあくまで心原性失神リスクしかわからないので，失神前後の詳細な病歴がとても重要です．

じゃあ，「2週間前から忙しかった」って病歴も重要ですか？

そう！ 特に「食事が減っていた」という病歴は重要だね．そして，一過性意識消失が意識障害ではなく失神であることを病歴で確認する必要があります．今回は意識が短時間で完全に改善しているので失神らしいです．一般的に脳卒中などで失神することは結構稀なので，外傷評価でなければ❶頭部画像検査の優先度は低いです．

失神＝頭部CTではないんですね！

それと並行して，心電図は早めに撮りましょう．❸血液検査は，❹病歴から疑わしい疾患と採取する項目にもよるけど，起立性低血圧が疑われれば貧血評価は最重要です．また急性の消化管出血などだとHbがまだ低下してない可能性があるので，必要であれば直腸診なども行います．

❺心エコーはどうでしょう？

❺心エコーは病歴から心原性失神の可能性があれば行っておきたいですが，心原性失神と一口にいっても原疾患としてARVC[i]やAMI[ii]，AAD[iii]やPTE[iv]など多彩なので，非専門医がベッドサイドで正確に評価をするのは難しいかもしれません．

確かに……全部評価するのは自分でも自信がないです．

なので，私見だけど，この中であれば❹病歴 → ❸血液検査 → ❷胸部X線 → ❺心エコー → ❶頭部単純CTと考えます．

納得です！

ちなみに病歴を追加で確認しましたが，確かにここ2週間食欲がなく飲水も減っていたとのこと．失神前後についての追加情報はありませんでした．やはり意識の改善はかなりクリアだったようです．39℃と高体温ですが，発熱が先行したわけではなさそうでした．入浴の影響かもしれません．

検査結果はどうでしたか？

---

i　ARVC：arrhythmogenic right ventricular cardiomyopathy（不整脈原性右室心筋症）
ii　AMI：acute myocardial infarction（急性心筋梗塞）
iii　AAD：acute aortic dissection（急性大動脈解離）
iv　PTE：pulmonary thromboembolism（肺血栓塞栓症）

今回は胸部レントゲンと頭部CTは未施行で，心エコーは短時間で確認した限りでは所見はなさそうでした．血液検査は血算・生化学・凝固・血糖などを確認しましたが，Hb，TSH，Dダイマー，血糖，電解質いずれも正常です．しかしCRP 20 mg/dL，WBC 14,000/μL，血小板45万/μLと炎症反応が高値でした．

入浴したら炎症反応が上がるんですか！？

普通は上がらないよねぇ（笑）．

CRPが高値なので，敗血症かもしれないですね．血液培養を採取して抗菌薬ですか？

否定はしきれないけど，先行する悪寒戦慄や熱感はなく，尿は膿尿などもなくとてもキレイでした．CRPが高いだけで感染症と決めるのは良くないよね．一応体温が高いのは入浴の影響が大きそうで，診療が煩雑になってはいけないので，ぺん先生の言う通り血液培養を採取し，点滴を追加して，週末だったので循環器病棟に経過観察入院としました．

さて，何が生えてくるか……．

週明け確認すると，血液検査の再検では炎症反応は改善なく，38℃台の発熱が持続していました．本人も体調がすっきりしていなさそうです．身体所見では特記所見はありません．

Q2 循環器病棟での発熱フォロー，どうしますか？

❶心原性失神は否定的のため，循環器病棟を退院し，1週間以内にかかりつけ医に受診してもらう
❷何らかの感染症と考え，広域抗菌薬を開始する
❸自己免疫性疾患と考え，膠原病科への転科を依頼する
❹自科で検査を追加しながら診療を進める
❺ステロイド治療を先行する

❺ステロイドは診断がつく前に行わない方が良いと思います．❷感染症っぽさはあるので抗菌薬は使用してしまいそうです．

ちなみに何の感染症に準じて，何の抗菌薬を，何日間使用するのかい？　もちろん感染症を診療しきった（急性期細菌感染症は否定的）という情報は大事だけど，行き当たりばったりの治療は良くないね．

すみません……（またネチネチタイムか……）．

これは循環器疾患ではないので転科した方が良いと思います．❸膠原病科がダメなら血液内科か，あれば総合診療科とか……．

他科に押しつけることばかり考えてはダメだよ（笑）．こればかりは施設の環境で大きく変わるから一概に言えないけど，市中病院であればたらい回しになっても良くないし，今のところ診療科の見当すらついていないので，❹自科で検査を追加しながら，適宜他科にコ

ンサルトをして診療を進める のが良いと思います．状態が悪化傾向なので❶退院は難しいでしょう．

でも循環器疾患じゃなさそうなのに……．

何か言ったかい？　各科に相談しながら表1のように検査を行いました．実際のデータを全部出すと膨大になってしまうので，陽性所見のみ概算値で抽出しました，ごめんね．ここまででだいたい入院から10日経ちますが，39℃の発熱が続いています．薬剤はいったん全部中止しました．

表1　循環器病棟で発熱フォロー中の検査結果

- **全身のエコー検査（心エコー含む）**
  右下腿に 末梢型の深部静脈血栓症 あり
  ⇒ 両腋窩リンパ節の反応性腫大 あり
- **追加の血液検査（各種自己抗体など）**
  コルチゾールが軽度高値
  赤沈 100 mL/1 hr と著明に亢進
  フェリチンは 400 → 600 → 1,000 ng/mL と上昇傾向
  抗核抗体（−），インターフェロンγ遊離試験（−），リウマトイド因子（−）
  可溶性インターロイキン-2 レセプター正常範囲
- **全身造影CT**
  特記所見なし
- **血液培養**
  2セットとも陰性

全部見るのは大変なんで，むしろありがたいです！

そう？　じゃあ良かった（笑）．さて，診断はなんだろう？

Q3 最終診断と，それに対する対応は？

❶ DVT[v] による発熱と考え，抗凝固療法を開始する
❷ 悪性リンパ腫による発熱と考え，腋窩リンパ節生検を施行する
❸ 急性前骨髄球性白血病と考え，骨髄生検を施行する
❹ 成人スチル病による発熱と考え，定型的皮疹の出現を待ちながら他疾患を除外する
❺ 結核による発熱と考え，抗結核薬を開始する

CTの画像は見てみたいですが，❶DVTがあるのでDOAC[vi]は開始しても良いと思います．

末梢型（膝上病変なし）なので解釈が難しいけど，おそらく急性の活動性低下によるものだから，確かに今のうちにDOACを開始するのも手だね．ただ，末梢型のDVTだけで39℃以上の発熱が持続するかな？

---

v　DVT：deep venous thrombosis（深部静脈血栓症）
vi　DOAC：direct oral anticoagulant（直接経口抗凝固薬）

❺結核は不明熱の定番ですが，きちんと検査してから診断した方が良いと思います．

そうだね，今のところ根拠は全くないし．

結局，血液内科次第な気がします（やっぱり血液内科に転科すればいいのに……）．

ん！？　じゃあ実際のところを振り返ってみるよ．不明熱の定義（後述）は満たさないけど，これは不明熱に準じて調べた方が良いよね．まず不明熱の骨格として，①感染症については，CMV[vii]や結核などの特殊な感染症は起こり得ますが，採取した範囲ではいずれも否定的です．②悪性腫瘍については，固形腫瘍は否定的ですが，血液腫瘍の可能性はありそうです．③膠原病については問診と身体所見からは否定的で，自己抗体も陰性でした．④薬剤熱については疑わしい薬剤がないので否定的です．

ということは……．

うん，血液腫瘍（❷悪性リンパ腫，❸急性前骨髄球性白血病など）か，自己抗体陰性の膠原病（❹成人スチル病など）の可能性が高そうなので，並行して2科に相談しました．まず血液腫瘍については，血算は反応性の上昇に見えますが，骨髄生検を考慮してもらうように依頼しました．唯一腫脹している腋窩リンパ節についても生検を依頼しています．

膠原病の方はいかがでしょう？

膠原病についてはプロに問診と身体所見をお願いしましたが，やはり特記所見はありません．不明熱診療の鉄則は生検なので，この時点では血液内科的な病理評価を先行するべきと考えていました．しかし，フェリチンが1,000 ng/mLを超えたことで，「ある疾患」が疑わしいと考えたため，少し経過を診ることにしました．

ある疾患？？

その2～3日後，ついに出ました．サーモンピンク疹．

❹成人スチル病ですか？

その通り！　分類基準にも合致し，プレドニゾロンでの治療で軽快しました．あとは解説でまとめていくね！

　成人スチル病（皮疹より炎症が先行）⇒ 慢性炎症 ⇒ 食欲低下 ⇒ 起立性低血圧＋熱失神

---

vii　CMV：サイトメガロウイルス

解説

1. 失神診断のポイント

　失神とは，一過性意識消失を来し体位の維持ができなくなるものと定義されます[1]．失神は短時間でかつ改善が早いことが特徴です．失神は反射性失神，起立性低血圧，心原性失神の3つに分けられますが，これらを評価するのにまずいちばん重要なことは詳細な病歴聴取です．また起立性低血圧の亜型として熱失神があり，入浴中の体温上昇により血管拡張しやすいことがその一因と考えられています．起立性低血圧（熱失神含む）や心原性失神を疑った場合，起立性低血圧であれば急性出血や脱水症，心原性失神であれば心室性不整脈や大動脈弁狭窄症など，その原因まで考える必要があります．

2. 不明熱診断のポイント

　（古典的）不明熱とは，38.3℃以上の発熱が何度か見られる状態が3週間以上＋1週間の入院精査でも原因が不明のものと定義されています．原因として①感染症や②腫瘍，③膠原病，④薬剤熱を含むその他に分類できます．自己抗体を含む血液検査や画像検査に注目されがちですが，鑑別疾患を意識した詳細な病歴聴取を行った上で，疑わしい臓器を絞り，最終的には生検による病理診断が有効なことが多いです．

3. 成人スチル病の特徴

　成人スチル病とは，高熱，関節炎，淡いピンク疹（サーモンピンク疹）を3症状とする原因不明の自己炎症性疾患です．Yamaguchiらの分類基準が有名ですが（表2）[2]，各種自己抗体は陰性で，皮疹以外に特異的な所見は少ないです．他の自己免疫性疾患と比べてもフェリチンが高値になりやすいのが特徴です[3]．

表2　Yamaguchiらの成人スチル病の分類基準

大項目	1. 発熱（≧39℃，≧1週間） 2. 関節痛（≧2週間） 3. 定型的皮疹 4. 白血球増加（≧10,000/mm³）および好中球増加（≧80％）
小項目	1. 咽頭痛 2. リンパ節腫脹あるいは脾腫 3. 肝機能異常 4. リウマトイド因子陰性および抗核抗体陰性
判定	合計5項目以上（大項目2項目以上を含む） ただし，除外項目は除く
除外項目	Ⅰ　感染症 Ⅱ　悪性腫瘍 Ⅲ　膠原病

〔Yamaguchi M, et al. Preliminary criteria for classification of adult Still's disease. J Rheumatol 19：424-430, 1992 より作成〕

本症例の振り返り

　本症例では発熱や炎症が先行した一方で，サーモンピンク疹が出現するのに時間がかかったため，診断が難しかった症例でした（最終的には典型的な成人スチル病でした）．慢性炎症の有無を評価するのに赤血球沈降速度を確認することは有効で，特に高度亢進する疾患は血管炎やBehçet病，リウマチ性多発筋痛症など，かなり絞られます[4]．

また，フェリチンが上昇する理由として，①鉄過剰の状態（ヘモクロマトーシス，反復した赤血球輸血歴など），②細胞の崩壊（急性肝炎など），③悪性腫瘍（白血病，固形腫瘍など），④（SLE[viii]，関節リウマチ，成人スチル病など）が挙げられます．特に著明なフェリチン高値を呈するのが成人スチル病と血球貪食症候群です．

　皮疹の出現を確認するための時間経過を追いながら，フェリチンを繰り返し採血することが早期診断に繋がった症例でした．

 うし先生からの Take Home Message

- 失神は反射性失神と起立性低血圧，心原性失神に分類し，反射性失神以外であればその原因も考察しよう！
- 不明熱に準じた診療を行う際には，時間経過も追いながら診療しよう！

文献

1) 日本循環器学会/日本不整脈心電学会．2022年改訂版 不整脈の診断とリスク評価に関するガイドライン，https://www.j-circ.or.jp/cms/wp-content/uploads/2022/03/JCS2022_Takase.pdf［2025年2月閲覧］
2) Yamaguchi M, et al. Preliminary criteria for classification of adult Still's disease. J Rheumatol 19：424-430, 1992
3) 厚生労働科学研究費補助金難治性疾患等政策研究事業自己免疫疾患に関する調査研究班．成人スチル病診療ガイドライン 2017年版［2023年 Update］，診断と治療社，2023
4) 堤明人，他．膠原病検査の進歩と診断・治療への応用．日内会誌 92：1911-1915, 2003

---

viii　SLE：systemic lupus erythematosus（全身性エリテマトーデス）

column

疾患を診断したら,その原因を考える

　診療の質を高めるためのコツ（？）を1つ紹介します．それは，「**疾患を診断したらその原因を考える癖をつけること**」です．Case17は起立性低血圧（熱失神）があり，その原因が食事摂取量低下であり，さらにその原因が成人スチル病だったという症例でした（図1）．

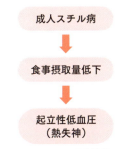

図1　Case17の原因と結果のフロー

　ほかにもCase5で提示した脳梗塞などの致死的疾患の早期対応は重要ですが，その原因を考えることがとても重要です．さらに，原因を考えることは真の病態を突き止めるだけでなく，**疾患を適切に予防していく上でも非常に重要**で，これは重症度と緊急性の高い循環器診療でも同様です．例えば，致死的疾患の急性心筋梗塞であっても動脈硬化による不安定プラークが原因で，さらにその原因をさかのぼると脂質異常症や家族性高コレステロール血症があり……と繋がっていきます．

　繰り返しになりますが，ぜひ，日常診療においても「**その原因は？**」**と考える癖**をつけていただけたらと思います．

Case18

難易度 ★★★

VT vs SVT
その背景には……

症例	54歳男性.
現病歴	突然の胸痛を主訴に当院に救急搬送となった.
既往歴	なし
内服薬	なし
バイタル	血圧 127/78 mmHg, 脈拍 194回/分, 呼吸数 18回/分, SpO_2 90% (自発呼吸 room air), 体温 36.0℃.
現症	会話可能であまり重篤感はなし.
検査	ただちに心電図を施行 (図1).

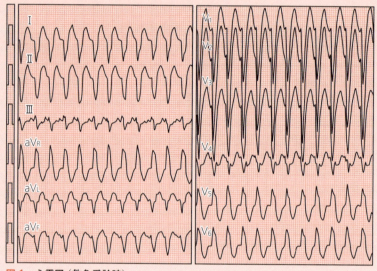

図1 心電図 (救急受診時)

これはなかなかインパクトのある心電図だね. 幸いバイタルサインは保たれているようで, 心電図の派手さの割に全身状態は良さそうだ. 早速だけど, どうする?

Q1 救急外来での初期対応はどうしますか?

❶ SVT[i] を疑い ATP[ii] を急速静注する
❷ SVT かベラパミル感受性 VT のどちらかに効くようにベラパミルを静注する
❸ AMI[iii] による VT[iv] と考え, リドカインを静注する
❹ とりあえずアミオダロンを静注する
❺ 男は黙って cardioversion

全然わからないんですが、なんとなくVTに見えるので、❺cardioversionにしてみます……．

男は黙って生ビール的なやつね！ 今回の症例は難しいから，ぺん先生にバシッと解答してもらおう！

ハ，ハードル上げないでください……．ちなみに過去の心電図はないですか？

過去の心電図と比較するのはとても大切だね！ 残念ながらこれまで医療アクセスがなかったこともあり，過去の心電図はありませんでした．

じゃあ図1だけで読みます．まずwide QRS頻拍で，左脚ブロックのような波形に見えるのでSVT＋変行伝導っぽいですが，いつもの左脚ブロックと少し形が違うような……．だったらVTなので，❸リドカインで！

良いところまで気がついたね！ 通常の左脚ブロック波形（図2）はV$_1$で深い急峻なS波となり，反対側のV$_{5,6}$では広いR波となりq波がないことが特徴で，ここまでは今回の心電図とも合致しているけど，Ⅰ誘導の極性が通常の左脚ブロックとは異なるね．一般的に，機能性の脚ブロック（≒変行伝導）で説明がつかないwide QRS頻拍はVTとみなします．不整脈医であれば次にVTの起源を考えます．

VTと考えるところまでは合ってました！ でも実際どう対応すればよいんでしょうか……．

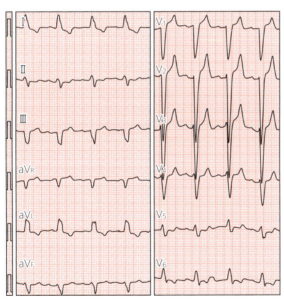

図2 通常の左脚ブロック波形（参考）

本症例もVTと考えるのが妥当で，そもそも主訴が胸痛なので，最も恐ろしいAMI合併VTの可能性もあります．ただ，ぺん先生の言う通り，SVT＋変行伝導にも見えるし，循

---

i　SVT：supraventricular tachycardia（上室頻拍）
ii　ATP：adenosine triphosphate（アデノシン三リン酸），実際は水和物
iii　AMI：acute myocardial infarction（急性心筋梗塞）
iv　VT：ventricular tachycardia（心室頻拍）

環動態が安定していたため,薬物の反応を見る(診断的治療)目的で,まずは❶ ATP 10 mg を急速静注しました.

反応しましたか?

いや,特に波形の変化がなかったので,次にベラパミル 2.5 mg を緩徐に静注したところ,頻拍は停止しました.そのときの波形が図3 です.ちなみに胸部症状は残存していますが改善傾向です.血液検査は診療途中で採取していますが,結果はこの段階では未着でした.さぁ次の対応はどうする?

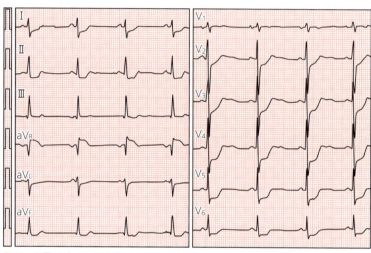

図3 心電図(ベラパミル静注で頻拍停止時)

Q2 頻拍停止後の波形から,どう対応しますか?(複数回答可)

❶ SVT 後の影響と考え,胸部症状が消失したら帰宅してもらう
❷ LMT[v] の AMI と考え,緊急 CAG[vi] を施行する
❸ Stanford A 型大動脈解離に合併した LMT の AMI を否定できず,緊急で造影 CT を施行する
❹ ベラパミル感受性 VT と考え,経過観察入院とする
❺ 急性心筋炎に合併した VT と考え,心筋生検を施行する

❸ A 型解離は完全にこれまでのトラウマが表れていますね……. でもこれは明らかに aV_R で ST 上昇しているので,❷ LMT の AMI だと思います!

しかも,その他の誘導で鏡像変化と思われる ST 低下もあるので,いぬ先生と同じく,これはやはり AMI に合併した VT でしょう.

OK! オレは症状が改善してきたから頻拍後の影響かと思ったけど,皆さんの言う通り ❷ LMT の AMI と考え(除外できず),緊急 CAG を行うことにしました.夜間でカテ室を用意する時間があったこと,病態的に不可解な点が多いこと,冠動脈病変であれば近位

---

v LMT:left main coronary trunk(左冠動脈主幹部)
vi CAG:coronary angiography(冠動脈造影)

部病変の可能性が高いことを鑑みて（A型解離合併も否定できないため），❸カテ前に造影CTを行っています．大血管は問題ありませんでしたが，頻拍の影響か，少しうっ血していました（図4）．

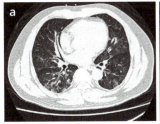
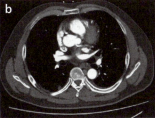
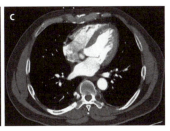

図4 造影CT
a：肺野条件
b, c：縦隔条件

 冠動脈病変の有無が気になるところですが……．

 冠動脈には病変は認めませんでした．血液検査ではトロポニンの有意な上昇はなく，特記所見はありません．心エコー検査と緊急カテ直後の左室造影でも，洞調律中の心機能は問題ないです．カテ直前の心電図では，先ほど見られたST-T変化はすべて改善していました．ただ，この左室造影を行った後，左室にカテ刺激が加わったときにHR 160 bpmの頻拍が出現しました（図5）．さて，皆さんの最終診断は何ですか？

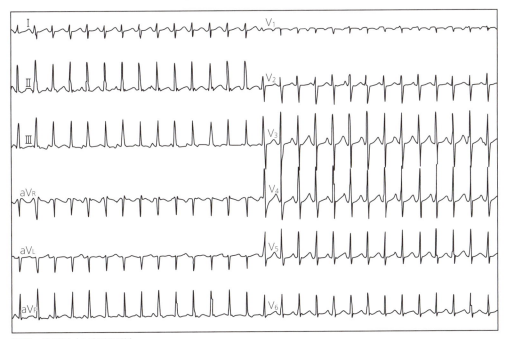

図5 心電図（左室造影後）

Q3 ①救急受診時と②左室造影後，それぞれの頻拍の最終診断は？

- ❶ ①②とも AVNRT[vii]
- ❷ ①②とも AVRT[viii]
- ❸ ①②とも AT[ix]
- ❹ ①は VT，②は SVT（AVNRT）
- ❺ ①②ともベラパミル感受性 VT

ひえ〜，これはもうお手上げです．もはやお手です．

じゃあ，いぬ先生はこの症例では盛り上げ役に徹しておくれ（笑）．

不整脈は勉強中なのですが，同一症例で短期間に 2 つの頻拍が出るのは考えにくいと思います．❺ベラパミル感受性 VT だと，VT にしては比較的 QRS が narrow になると聞いたような……．

ぺん先生，マニアックなことまで知っているね．でも，ぶっぶ〜だ．

…….

このまま解説していくね．まずは②左室造影後に生じた narrow QRS の HR 160 bpm の頻拍だけど，Ⅲをよく見ると洞調律時には見られなかった P' が見えます（図6）．比較的早いタイミング（QRS とほぼ同着）の逆行性 P のため，一般的には AVRT や AT ではなく AVNRT による SVT と考えます．

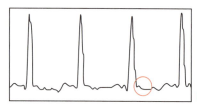

図6　左室造影後の頻拍中に見える P'（Ⅲ誘導，丸）

まずは SVT の定義から確認します……．

それも最後に解説するね！次に①最初の救急受診時の wide QRS の HR 194 bpm の頻拍だけど，最初に伝えたように，左脚ブロック形の変行伝導であればⅠの極性は＋になるはずです．①ではーなので，変行伝導ではない≒VT と判断します[x]．次に VT の起源を考えましょう．

---

vii　AVNRT：atrioventricular nodal reentrant tachycardia（房室結節リエントリー性頻拍）
viii　AVRT：atrioventricular reciprocating tachycardia（房室回帰性頻拍）
ix　AT：atrial tachycardia（心房頻拍）
x　WPW 症候群による antidromic AVRT もここではケント束起源の VT と考えましょう

VTの起源は三次元で考えるんでしたっけ？

 そうそう，Ⅱ，Ⅲ，aVFで上下方向，$V_{1,2}$で前後方向，$V_{5,6}$で心基部-心尖部方向を考えます[1]．❶では，Ⅱ，Ⅲ，aVFで－なので下方起源，$V_{1,2}$で－なので右前方起源，$V_{5,6}$で＋なので心基部起源となります．

 あれ，でもⅠ誘導で－ですよ？

 そこがポイントなんだ！ 本症例ではⅠで－，aVRで＋なので，電気軸としては左右方向となり，先ほどの右前方起源と合致しません．**心電図の中で矛盾が生じているときは心電図の付け間違いを考えます．**

 忘れたころに出てくる付け間違い！

 もし仮にⅠが＋であれば左脚ブロック波形に合致するため，❶❶❷とも AVNRT＋変行伝導で矛盾はなくなります．ただVTも完全には否定できず，易誘発性と考えられたため，EPSを行い，最終的に非通常型 AVNRT（slow-slow AVNRT）の診断となり，slow pathway を焼灼しました．以後，胸痛発作や頻拍の発作はありません．

最終診断 房室結節リエントリー性頻拍（AVNRT）＋ 変行伝導 ＋ 肢誘導の付け間違い

解説

会話中で紹介したVTの心電図の考え方に補足していきます．

循環動態の保たれた頻脈性不整脈に対する初期治療は，不整脈がVTなのかSVTなのかで大きく異なります．SVTは大きくAT，AVRT，AVNRTに分かれます（図7〜9）．ただし実臨床では，本症例のように必ずしもこれらを即座に鑑別できるとは限りません．

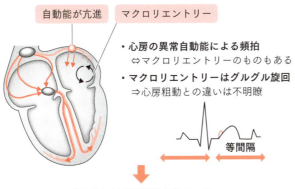

図7 心房頻拍（AT）

房室回帰性頻拍（AVRT）≒WPW症候群

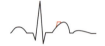

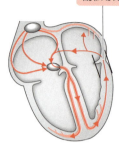

- 副伝導路を通ってグルグル頻拍
  左の図は順方向性回帰性頻拍（≒ORT）
  ⇔逆回転＋AF（偽性VT）だとVFリスク
  （心房から房室結節を介さず全て心室に届くため）

- 逆行性P波はAVNRTより遅め

副伝導路（≒ケント束）があるのがAVRT
（右か左か中隔にケント束がある）

図8　房室回帰性頻拍（AVRT）

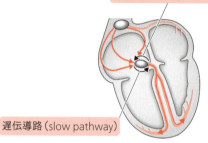

- 房室結節に二重伝導路（普段は速伝導路）
  ⇒何かの拍子に遅伝導路へ乗り換え
  （速伝導路が逆走を始めてしまう）
- 頻拍時は遅伝導路を順行性
  ⇒速伝導路を逆行性
  ⇒早いタイミング(QRSと同着)で逆行性P波

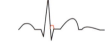

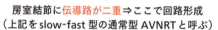

房室結節に伝導路が二重⇒ここで回路形成
（上記をslow-fast型の通常型AVNRTと呼ぶ）

図9　房室結節リエントリー性頻拍（AVNRT）

　wide QRS頻拍の初期薬物治療として，プロカインアミドとアミオダロンを比較した研究では，プロカインアミド群の方が心臓有害事象は少なく，頻拍も停止しやすかったと報告されています[2]．そのため，心機能が正常であれば初期の抗不整脈としてはプロカインアミドを選択する手もあります．しかし，実際はAVNRTやAVRTはATPの有効性が高いこと，ATP感受性のVTも存在すること（診断的治療が可能），ATPの半減期が短いためその後の薬物治療を追加しやすいことから，ATPの急速静注を先行するのも良いでしょう．私自身は，その後にSVTやベラパミル感受性VTの診断的治療のため，心機能を確認したのち，厳重な観察下のもと，ベラパミル静注を追加することが多いです．

　頻拍後の心電図変化については，特に頻拍周期が短いほど冠動脈の相対的虚血を起こすことが知られています[3]．本症例ではVTの可能性があったため急性冠症候群を強く意識しましたが，明らかなSVT停止後のST-T変化の場合は，胸部症状が改善傾向であれば少し経過を見て良いと考えます．

> 本症例の振り返り

　本症例は，救急外来の慌てた状況での心電図の付け間違いから始まり，ATPでも停止せず，停止後に虚血性心電図変化が見られたため，VTなのか（P）SVTなのか判別が難しかった症例です．適宜アセスメントをして最終的には診断と治療に結びつけることができました．

　救急外来でパッと判断するのは難しいですが，SVTでもVTでも説明のつかない波形であれば，心電図の付け間違いを考え，再検する必要があります．またATPは急速静注が重要で，可能であれば20 mgまで使用するのが良いです（単回の10 mg静注で頻拍が停止しないからと言って，AVNRTやAVRTは除外できません）．

　なお，**2**のnarrow QRS頻拍のHRが160 bpmと，**1**の194 bpmより遅かったのは，おそらくベラパミルを静注した後だったためと思われ，実際には同一の頻拍だったと考えます．伝導そのものが遅くなったため，機能性の脚ブロック（変行伝導）が出にくくなり，波形自体も変化したのでしょう．EPSで頻拍精査・治療中では，図10[4]のように同一の頻拍周期で連続してwide QRS ⇔ narrow QRS頻拍に移行する所見を確認できました．

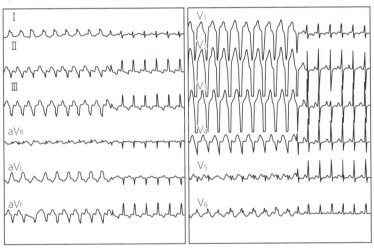

図10　EPS

 うし先生からの **Take Home Message**

- 変行伝導で説明のつかないwide QRS頻拍は，VTと思って診療をしよう！
- VTの起源が説明のつかないwide QRS頻拍は，心電図の付け間違いを考えよう！

＊この症例は文献4をもとに作成しており，図1，2，10は文献4からの転載です．

文献
1) EP大学（監）．そのPVCはどこから？― 12誘導心電図からのアプローチ，中外医学社，2022
2) Ortiz M, et al. Randomized comparison of intravenous procainamide vs. intravenous amiodarone for the acute treatment of tolerated wide QRS tachycardia：the PROCAMIO study. Eur Heart J 38：1329-1335, 2017
3) Nelson SD, et al. Significance of ST segment depression during paroxysmal supraventricular tachycardia. J Am Coll Cardiol 12：383-387, 1988
4) Uehara H, et al. A case of atrioventricular nodal reentrant tachycardia with transient HV block during tachycardia. J Atr Fibrillation 16：44-47, 2023

Case19

難易度 ★★☆

再発性の下腹部痛
消化器内科紹介でいいですよね？

症例	90歳男性．急性の右下腹部痛
現病歴	3日前からの右下腹部痛を主訴に当院の夜間救急外来受診を受診した．
既往歴	MSSA[i] 菌血症（当院で4ヶ月前に入院歴あり）
併存症	洞不全症候群（ペースメーカ植込み後），労作性狭心症，2型糖尿病 ※いずれも循環器単科のA病院循環器内科で加療中
内服薬	ダパグリフロジン10 mg/日，リナグリプチン，エナラプリル5 mg/日，アスピリン100 mg/日，ランソプラゾール
バイタル	意識クリア，血圧120/60 mmHg，脈拍90 bpm，呼吸数正常，SpO₂ 95%（room air），体温37.0℃．
現症	全身状態はそこまで悪くなさそう．腹部：平坦 軟．腹部に明らかな圧痛なし，反跳痛なし

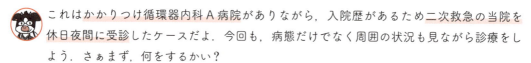

これはかかりつけ循環器内科A病院がありながら，入院歴があるため二次救急の当院を休日夜間に受診したケースだよ．今回も，病態だけでなく周囲の状況も見ながら診療をしよう．さぁまず，何をするかい？

まず除痛をします！

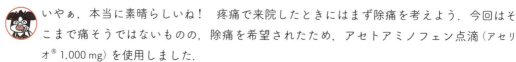

いやぁ，本当に素晴らしいね！ 疼痛で来院したときにはまず除痛を考えよう．今回はそこまで痛そうではないものの，除痛を希望されたため，アセトアミノフェン点滴（アセリオ® 1,000 mg）を使用しました．

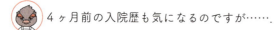

4ヶ月前の入院歴も気になるのですが……．

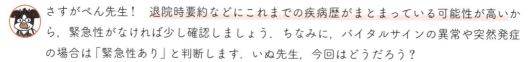

さすがぺん先生！ 退院時要約などにこれまでの疾病歴がまとまっている可能性が高いから，緊急性がなければ少し確認しましょう．ちなみに，バイタルサインの異常や突然発症の場合は「緊急性あり」と判断します．いぬ先生，今回はどうだろう？

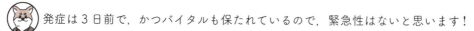

発症は3日前で，かつバイタルも保たれているので，緊急性はないと思います！

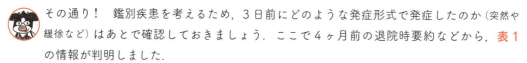

その通り！ 鑑別疾患を考えるため，3日前にどのような発症形式で発症したのか（突然や緩徐など）はあとで確認しておきましょう．ここで4ヶ月前の退院時要約などから，**表1**の情報が判明しました．

---

i MSSA：methicillin-resistant *Staphylococcus aureus*（メチシリン感受性黄色ブドウ球菌）

表1　4ヶ月前の退院時要約などから判明した情報（抜粋）

・4ヶ月前に発熱で当院救急外来を受診し，入院後に MSSA 菌血症が判明．セファゾリンで2週間の抗菌薬治療を完遂し，当院は終診となっている．
・2ヶ月前に下腹部痛で再度当院救急外来を受診し，CT 検査で腸炎が疑われ，消化器科単科のB病院へ紹介帰宅．B病院からの返書では，当院で施行した CT で小さな腹腔内膿瘍が疑われたため，入院で抗菌薬治療を行い，退院したとのこと（ただし，当院で施行した CT を改めて見ても腹腔内膿瘍はよくわからない）．

話が煩雑ですね．理解が追いつかないです．

この情報はとても大事なんだよ．ここ4ヶ月間で2回も「感染症」で入院していることになる．特に2回目（2ヶ月前）の方は詳細不明だ．1次救急として腹痛に対する除痛と緊急性判断を行うだけならここまでの情報はいらないかもしれないけど，3日間続く腹痛の診断の方向性をつけるためには情報集めはとても重要だよ．

うーん，とはいえ結局 CT を撮りますよね？

さぁ，どう思う？　一緒に考えてみよう！

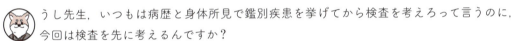
Q1　除痛後に腹痛は改善しました．このあとの検査はどうしますか？

❶かかりつけのA病院への手紙を書いて帰宅してもらう
❷同主訴で加療歴のあるB病院への手紙を書いて帰宅してもらう
❸血液検査や腹部X線まで救急外来で施行する
❹腹部単純CTまで救急外来で施行する
❺腹部造影CTまで救急外来で施行する

うし先生，いつもは病歴と身体所見で鑑別疾患を挙げてから検査を考えろって言うのに，今回は検査を先に考えるんですか？

いい質問だね！　今回はあえて，鑑別疾患をオレから挙げようか．まず3日前に緩徐発症の右下腹部痛（おそらく改善はなし）であれば，炎症が主体の可能性が高そうです．下痢や便秘，腹部手術歴はないので腸炎とは断定できず，頻度からは急性虫垂炎や憩室炎を考慮するべきですが，今のところ発熱はなさそうです．

突然発症だった可能性はありませんか？

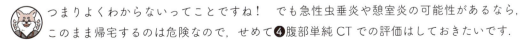抜け目ないなぁ！　3日前の発症が突然発症だと仮定すると，消化管穿孔からの腹膜炎なども考慮が必要ですが，右下腹部の圧痛が目立ちません．尿管結石や血管系も一応検討すべきですが，局在が一致するか微妙です．2ヶ月前に当院で診断できなかった「腹腔内膿瘍」があるという話なので（表1），CT を再検してもわからないかもしれません．

つまりよくわからないってことですね！　でも急性虫垂炎や憩室炎の可能性があるなら，このまま帰宅するのは危険なので，せめて❹腹部単純CTでの評価はしておきたいです．

ワタシは造影しないとわからないと思うので，虫垂炎や憩室炎，腸閉塞，尿管結石，あとその「腹腔内膿瘍」評価目的に❺造影 CT を施行します．

OK です！　オレも血液検査をした後に，ぺん先生が言ってくれた現状評価のために❺<u>腹部造影 CT</u> を施行しました．ただし，前回と全く同じ経過でかつ明らかに消化器科の問題で，緊急性がないと判断すれば，❷明日以降に B 病院を受診するという選択肢もあり得たでしょう．救急外来で可能な検査を全て行って診断しようとするのではなく，その患者さんに良い診療ができるように方向性をつけてあげるのがベストだからね．

CT を 1 枚撮るにも奥が深いんですね．ワタシは色々オーダーしがちなので，肝に銘じます．

もちろん必要な検査は行うべきだけどね！　それで，今回施行した腹部造影 CT が図 1 です．何か所見はあるかい？

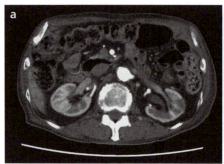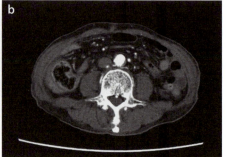

図 1　腹部造影 CT（下腹部）
a：腎臓レベル，b：腸管レベル

パッと見，なさそうです！

パッと見でなくしっかり見ておくれ！　確かに右下腹部周辺は有意な所見はなく，右の結腸が若干浮腫性変化があるかどうかだけと判断しました．

では消化器の B 病院に紹介ですかね．

一般的にはかかりつけの先生に報告はするべきだけど，今回の件のフォローアップは B 病院の方がよさそうだね．そのつもりで紹介状を書いていたら，放射線技師の方からこんな電話がきたのよ．

上腹部に大動脈解離があったので至急確認してもらっても良いですか？

解離だったんですか！？

実は「右下腹部」って言うから下腹部しかしっかり見ていなくてね……．みんなは撮像されたものはきちんと全部確認しよう！　図 2a が上腹部の断面，図 2b が再構成した矢状断です．ちなみにこの大動脈の所見は 4 ヶ月前の当院入院時にはありませんでした．

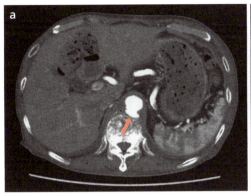
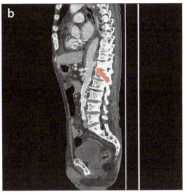

図2 腹部造影CT（上腹部）
a：水平断，b：矢状断（再構成）．大動脈解離？（矢印）

🐺 大動脈解離ではなく，ただの大動脈瘤に見えますが……．

🐮 そうだね，オレもそう思います．そして，結構腰を痛がっているので診察を追加したところ，腰背部正中に明らかな圧痛と叩打痛がありました．さて，最終的にはどうしよう？

Q2 想定される疾患を考慮して，夜間救急外来での最終的な方針はどうしますか？

❶かかりつけのA病院への手紙を書いて帰宅してもらう
❷同主訴で加療歴のあるB病院に手紙を書いて帰宅してもらう
❸当院内科での入院を提案する
❹新規整形外科宛に手紙を書いて帰宅してもらう
❺当院整形外科での入院を提案する

🐕 引き続き，診療方針を考えるのですね．腰背部に圧痛があるということは，下腹部痛ではなく大動脈瘤でお腹全体が痛かったということですか！？

🐺 明らかな体動時痛なので，実は整形外科の問題なのではないでしょうか？ ここで新たに整形外科が主科になると複雑そうですが……．

🐮 キーワードが揃ってきたからあと一息だね！ ここで診断の仮説は立ったんだけど，経過をみないとわからないし，複合的になっていそうでした．そのため，❸当院内科での入院を提案し，患者さんも強くご希望されました．

🐕 え，この段階でもう診断がわかっているんですか！？

🐮 あくまで仮説だけどね！ 先ほどのCTをもう少し詳しく見てみると，大動脈周囲の脂肪織濃度上昇があり（図3a矢印），骨条件では椎体の溶骨性変化と圧迫骨折が疑われました（図3b矢印）．臨床症状と合わせて入院後に施行した腰椎MRIでも新規の圧迫骨折を確認しています（図4矢印）．さて，最終診断はなんだろう？

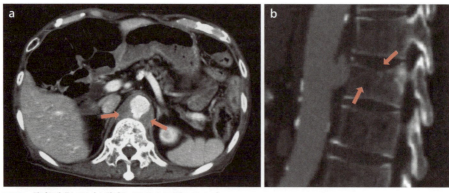

図3 腹部造影CT（上腹部，図2とは別スライス）
a：水平断，b：矢状断

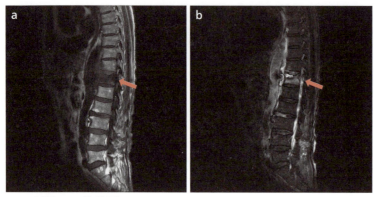

図4 腰椎MRI（矢状断）
a：T1WI低信号，b：STIR/T2WI

Q3 最終診断は？

❶感染性大動脈瘤
❷腹腔内膿瘍
❸急性虫垂炎
❹急性大動脈解離
❺大腸憩室炎

 あれ，圧迫骨折がない……．うし先生，これは出題ミスです！

 いや，選択肢はこれで全部だよ！　もう一度考えておくれ！

 この中で椎体に炎症が起きるというと……もしかして❶感染性大動脈瘤からの化膿性脊椎炎ですか？

 ぺん先生，正解！　もう少し細かくいうと，発熱はないものの血液検査で炎症反応も上昇していたため血液培養を採取したところ，4/4セットからMSSAが検出されました．

どこから感染したんでしょう？

デバイス植込み後ですが心エコーでは明らかな疣贅はなく，経時的に観察しても明らかな感染創は認めませんでした．全身の塞栓ははっきりしませんでしたが，感染源不明の繰り返すグラム陽性球菌菌血症のため，デバイス関連感染性心内膜炎と診断しました．

最終診断 心臓植込みデバイス関連感染症（CIED[ii]）⇒ MSSA菌血症 ⇒ 感染性動脈瘤（炎）＋化膿性脊椎炎（＋病的圧迫骨折）

解説

化膿性脊椎炎とは，脊椎の椎体に細菌などが感染し炎症を来す疾患で，先行感染巣から直接浸潤もしくは血行性に感染することで発症します[1]．起因菌の多くはブドウ球菌を始めとしたグラム陽性球菌です．

画像診断のゴールドスタンダードは脊椎のMRIですが，CTで非典型的な圧迫骨折を認めたら化膿性脊椎炎や多発性骨髄腫，悪性腫瘍の骨転移などの病的圧迫骨折を考慮します[2]．血液検査ではCRPなどの炎症反応上昇や，赤血球沈降速度の亢進などを呈するのが一般的ですが，血液培養でグラム陽性球菌が検出されることがあり，その場合は感染性心内膜炎を除外する必要があります[3]．

治療は抗菌薬が一般的で，6週間を目安に個々の症例で治療期間を検討します．しかし，脊椎が機械的に不安定，内科的治療に失敗，診断が不明確，膿瘍が粗大などの所見が見られた場合には外科的介入を考慮します[3]．

本症例の振り返り

今回は右下腹部痛で来院したのに，感染性大動脈瘤（炎）と化膿性脊椎炎・圧迫骨折という少し意外な（？）診断となった症例でした．高齢者は一般に非典型的なプレゼンテーションを呈しやすいと言われています．

本症例では，脊椎炎による神経所見に伴う腹痛ではなさそうで，炎症も比較的限局的でした（B病院から指摘された「腹腔内膿瘍」は最終的に判然としませんでした）．問診に対する返答も曖昧だったため，腰背部の疼痛と不快感を「腹部全体の不快感」と表現し，お腹をさすった手のあたりから「右下腹部痛」と解釈された可能性があります．少なくとも，右下腹部には身体所見・画像所見で異常はなく，腰背部に明確な圧痛が見られたため，腹部の圧痛や反跳痛の有無などの客観的所見を確認するべく，最初からもう少し丁寧に身体所見を取るべきだったかもしれません．

今回は，夜間の救急外来での診療後の方針を意識してQuestionを提示しました．実際にはこれ以外にも，「入院ベッドがあるのか」「患者さんやご家族は何を希望しているのか」など様々な因子を考慮する必要があります．そのため，社会的な問題も含め，病態評価以外の視野も持つこ

---

ii CIED：cardiac implantable electrical device infection（心臓植込みデバイス関連感染症）

とは非常に重要です.

　最後に, 特にご高齢の患者さんでは日常診療からACP[iii]を聴取することが重要です. また基礎疾患も増えてきますし, 整形疾患などで急に外来通院ができなくなることがあります. 私見ではありますが, 専門外来だけでなく, なるべく通いやすいかかりつけ総合医を設定していくことも重要だと考えます.

うし先生からの Take Home Message

- 高齢者は非典型的なプレゼンテーションを呈することがあるため, 客観的所見を意識しよう!
- 夜間の救急外来では, 現時点での緊急性と今後の診療の方向性を判断しよう!

文献

1) 元文芳和, 他. 症例から学ぶ―化膿性脊椎炎. 日医大医会誌 7：27-30, 2011
2) 入江康仁, 他. 化膿性脊椎炎の診断における MRI の有用性：3 例報告. 日臨救医会誌 20：757-762, 2017
3) Berbari EF, et al. 2015 Infectious Diseases Society of America（IDSA）Clinical Practice Guidelines for the Diagnosis and Treatment of Native Vertebral Osteomyelitis in Adults. Clin Infect Dis 61：e26-46, 2015

---

iii　ACP：advance care planning（将来の医療・ケアについて, 本人・家族など, 医療者が話し合い, 本人による意思決定を支援すること）

column

症例報告のススメ

　Case14 のもととなった症例は，症例報告投稿時の査読者からの指摘を受けて梅毒と診断できました．同様に，Case1，4，12，13，16，18，24 は実際に accept された症例報告をもとにしたものです（画像などの使用にあたっては，必要に応じて転載許諾を得ています）．

　学会発表経験の少ない研修医や専攻医にとっては，まずは学会での症例報告が最初の発表になることが多いでしょう．さらに，発表が終わったあとに指導医から「論文を書いてみない？」と言われる（言ってもらえる？）かもしれません．論文にするのは学会発表よりもさらにハードルが高く（英語であることが多い），また査読者から厳しい指摘をもらうことも多いです．**しかし，しっかり症例報告を書くことで，自分もよりその症例について深く理解することができますし，同じような症例に悩む世界中の医療者への発信にもなります．**

　症例報告をするとなると，「ものすごく珍しい症例や画像が必要なのでは？」と思われることがあります．もちろん珍しい症例は投稿しやすいですが，**典型症例でも非典型的な経過を辿ったり，教育的な症例であったりすると，掲載してもらえることもあります．**実際に投稿する上では，症例を選んだら次は「投稿する雑誌」を決める必要があり，その雑誌の投稿規定に合わせて論文のフォーマットや文字数などを合わせる必要があります．この作業は慣れていないと結構難しいので，症例の選択と合わせて，経験のある指導医と相談しながらすり合わせて行くと良いでしょう．

　最後に注意するべきことが，いわゆる**ハゲタカジャーナルを避ける**ことです．ハゲタカジャーナルとは，論文投稿料（実は論文を投稿するのにもお金がかかることが多いです）を得ることを目的として，適切な査読を行わず，低品質な論文を公表する学術誌や出版社を指します．このような雑誌に誤って投稿してしまうと，高額な掲載料を請求され，著作権などの関係で他の雑誌への投稿もできなくなり，また雑誌に掲載されること自体が著者にとっての不名誉になります．ただし，ハゲタカジャーナルを見極めるのは意外と難しく，グレーな雑誌も多数あります．さらに，オープンアクセス（無料で誰でも閲覧できる雑誌）の場合，ハゲタカジャーナルでなくても思いのほか高額の掲載料を請求されることがあります．このあたりも含めて，事前に確認するようにしましょう．

2章　ケースカンファレンス（夜間編）　149

Case20

難易度 ★★☆

尿路感染症入院中の胸痛
念のため緊急カテしますか？

症例	51歳女性．前日からの発熱と嘔吐
現病歴	特にこれまで医療アクセスはない．昨日から発熱と嘔吐が見られていた．本日悪寒戦慄を伴う高熱が見られたため，当院救急外来を歩いて受診した．
既往歴	なし
内服薬	なし
バイタル	血圧 108/65 mmHg，脈拍 115 回/分 不整，呼吸数 24 回/分，SpO_2 98％（自発呼吸 room air），体温 39.2 ℃．
現症	頭頸部：所見なし．胸部：心音正常，肺音正常．腹部：所見なし．背部：左CVA[i] 叩打痛あり．四肢：浮腫なし，皮疹なし．
検査	心電図（図1）と胸部X線（図2）を施行．血液検査と尿検査を施行し，結果待ち（1時間ほど必要）．

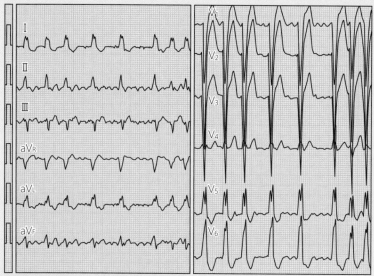

図1　心電図（救急受診時）

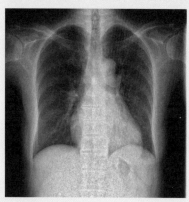

図2　胸部X線（救急受診時）

これはごく普通の救急外来のシチュエーションだ．まずは初期対応を考えてみよう．

Q1 外来の次の一手と方針，どうしますか？（複数選択可）

❶熱源検索のため，胸腹部造影CTを施行する
❷血液培養と尿培養を採取してただちに抗菌薬を投与する
❸血栓症高リスクのAF[ii]として，ただちにワルファリンを開始する
❹急性心不全の可能性を考慮し，利尿薬を開始する
❺循環動態評価のため，動脈血液ガス分析を提出する

研修医なので❺血液ガスは任せてください！　ところで，なんでこの本だといつも心電図と胸部レントゲンを先に撮っているんですか？　この症例に心電図は要るんですか？

そ，そりゃ脈が不整で頻脈だったから必要と考えただけだよ！（う，裏があるわけでは……）

自分なら熱源検査のためにすぐに❶造影CTを撮ってしまいますね．すぐにCTが撮れる恵まれた環境にいたというのもありますが……．

ぺん先生は造影CTを撮る派だろうと思った（笑）．個人的には，腎機能やその他のリスク，全身状態をもう少し把握するまでは熱源検索としての造影剤使用は避けたいので，単純CTを先行することが多いです．ただし，ガイドライン[1]では敗血症が疑われる感染源不明の患者への全身造影CTは弱く推奨しているので，❶造影CTは正しいです．一応ここでは，可及的早期の抗菌薬治療も重要という観点から[1]，❷培養→抗菌薬，❺血液ガスも正解とします．❸AFはあるけれど，新規導入時の第一選択はDOAC[iii]だし，ワルファリンに速効性はないです．あと，病歴から❹急性心不全らしくはないよね．

ガイドライン，ちゃんと読んでおきます！

よろしい！　その後の経過に進むね．動脈血液ガスでは血糖値620 mg/dL，乳酸値61 mg/dL，pH 7.37，HCO_3^- 19.1 mEq/L，$PaCO_2$ 33.6 mmHg，アニオンギャップ10.9 mEq/Lでした．このタイミングで結果が出た血液検査は白血球2.1万/μL，血小板8万/μL，CRP 15 mg/dL，Na 121 mEq/L，K 3.5 mEq/L，HbA1c 10.4％と，思ったよりデータは悪いですね．なお，肝酵素や腎機能は正常範囲でした．尿検査は，混濁（＋），蛋白（2＋），糖（3＋），ケトン（－），潜血（2＋），亜硝酸（＋），白血球（＋）という結果です．

白血球・CRP↑，血小板↓で感染症のニオイがしますね．医療アクセスはないとのことでしたが，糖尿病もあります．尿も軒並み陽性と．CTはどうでした？

胸腹部造影CTでは，熱源となり得る所見は見られませんでした（図3）．身体所見と尿所見から，急性腎盂腎炎（尿路感染症）からの菌血症疑いと考え，細胞外液の点滴に加えて，CTRX[iv]での抗菌薬治療が開始されました．また未治療の糖尿病も合併し，感染コント

---

i　CVA：costovertebral angle（肋骨脊柱角）
ii　AF：atrial fibrillation（心房細動）
iii　DOAC：direct oral anticoagulant（直接経口抗凝固薬）
iv　CTRX：セフトリアキソン

ロールのリスクになると考えたため，強化インスリン療法も開始しています．

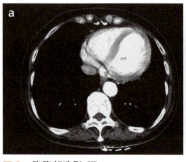
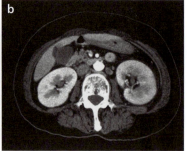

図3　胸腹部造影CT
a：胸部，b：腹部

 糖尿病だとなんで感染しやすくなるんでしたっけ？

 血糖値が高いと白血球の機能が低下しやすいんだよ．

補足ありがとう！　舞台はその日の夜に移るよ．オレが当直中に病棟から「胸部症状を訴えているので一度診察をお願いしたい」と相談がありました．訪室すると，ぐったりしているものの，頻呼吸や苦悶様表情は認めません．バイタルサインも来院時とさほど変化はありませんが，収縮期血圧は80〜90 mmHgと少し低下しています．問診すると，あいまいな返答ではありましたが「普段から労作時に胸痛や動悸がある」とのことでした．

 ん，このエピソードは初めて聞いたような……．

 そう，ここがポイントなんだ．念のため，再度とり直した心電図が図4です．自分で心エコーを当てたところ，全周性に少し壁運動低下があるような気がしますが，頻拍なので評価は難しいです．ちなみに夜間であったため高感度トロポニンは院内測定できませんでした．さて，どう対応しますか？

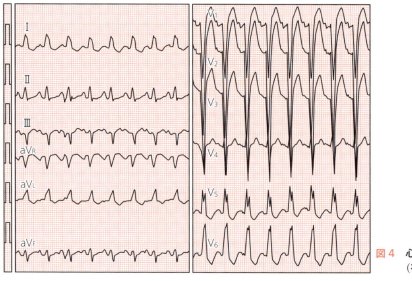

図4　心電図
（夜間当直時）

Q2 当直医のあなたはどうしますか？

❶ 敗血症性心筋症と考え，ICUに入室
❷ ACS[v] を否定しきれず，緊急 CAG[vi] を施行
❸ 糖尿病性心筋症と考え，日中心電図と心エコー検査を再検
❹ 甲状腺クリーゼと考え，無機ヨウ素薬とチアマゾールを開始
❺ 心筋虚血を懸念しつつ，心筋逸脱酵素をフォローアップ

 来院時の心電図（図1）もSTすごく上がってましたが，今もすごく上がってます！！

 これは大変だ！　いぬ先生，助けておくれ！

 自分なら❷STEMI[vii] と考えて緊急CAGを施行します！

 wide QRSで典型的なM字型だし，左脚ブロックは来院時（図1）からありますよね？　ST上昇もそんなに変わりないので，敗血症や糖尿病による心筋症と考えるのが妥当だと思います．現実的には❺心筋逸脱酵素のフォローアップでしょうか．

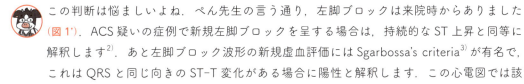 この判断は悩ましいよね．ぺん先生の言う通り，左脚ブロックは来院時からありました（図1'）．ACS疑いの症例で新規左脚ブロックを呈する場合は，持続的なST上昇と同等に解釈します[2)]．あと左脚ブロック波形の新規虚血評価にはSgarbossa's criteria[3)]が有名で，これはQRSと同じ向きのST-T変化がある場合に陽性と解釈します．この心電図では該当しなさそうですね．実際このときも，あまり典型的なSTEMIらしくは感じませんでした．

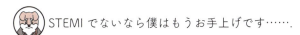 STEMIでないなら僕はもうお手上げです……．

 ただ，もともと労作時の胸部症状が見られていたこと，未治療の糖尿病という血管リスクが存在すること，心筋症はあるため虚血性心疾患の除外は必要であること，敗血症が疑わしいとしても血圧が低下してきていることなどから，心筋虚血の評価は行っておくべきと考え，念のため❷緊急CAGを施行しました．

V₁で深くて急峻なS波

 フォローアップといったものの，こう考えると確かにリスクが多すぎますね……．

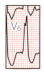

V₆でM字型のwide QRS

 結果，予想通り冠動脈に病変はありませんでした（図5）．敗血症が疑われ，全身状態が不良のため，左室造影などは行わず，最低限のCAGのみで終了しています．実はこのとき，「ある疾患」を疑い，翌日の早朝血液検査に項目を追加しました．その結果は陽

図1' 左脚ブロックを示唆する心電図所見（救急受診時）

---

v　ACS：acute coronary syndrome（急性冠症候群）
vi　CAG：coronary angiography（冠動脈造影）
vii　STEMI：ST elevation myocardial infarction（ST上昇型心筋梗塞）

性で，その頃には意識レベルも低下してきたため，確定診断に至りました．さて，なんでしょうか？

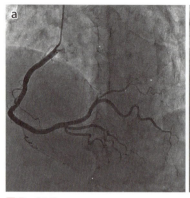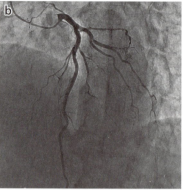

図5　CAG
a：右冠動脈，b：左冠動脈

Q3　最終診断は？

❶敗血症性心筋症
❷ミトコンドリア心筋症
❸ IE[viii]
❹甲状腺クリーゼ
❺ビタミン B_1 欠乏症

 翌日の血液検査と意識レベル低下がヒントですね．❶敗血症性心筋症ではないと思います．あとは4分の1の確率ですね……．

 コラコラ，実臨床では選択肢はないんだぞ！

 ❷ミトコンドリア心筋症は乳酸値上昇が特徴的なので，合致しますね．❸ IEを疑うなら血液培養を追加？　❹甲状腺クリーゼなら甲状腺ホルモンですね．❺ビタミン B_1 欠乏症は，そのまんまビタミン B_1 と．う～ん，どれもあり得そう……．

 はい，時間切れ～！　今回，オレが疑ったのは❹甲状腺クリーゼでした．

 甲状腺！？　なんでですか？

 後で詳しく解説するけど，この時点で甲状腺機能が未測定だったのと，甲状腺クリーゼでは発熱・頻脈・心不全・消化器症状をきたしやすいんだよね．

 ほかの選択肢はどうなのでしょう？

---

viii　IE：infectious endocarditis（感染性心内膜炎）

❷ミトコンドリア心筋症は慢性疾患だから急性の発熱とは関係ないし，胸腹部造影CT（図3）で熱源や塞栓症が見当たらなかったから❸IEも飛躍しすぎだよね．この時点で❺ビタミンB₁欠乏症を疑うエピソードもないし．

でも，本当に❹甲状腺クリーゼだったんですか？

うん，翌朝に測定したTSH[ix]は基準値以下，FT₄とFT₃は異常高値でした．追加で測定したTRAb[x]も高値です．また血液培養から大腸菌が検出されました．意識レベルが低下してきたため，甲状腺クリーゼと診断し，β遮断薬と無機ヨード，チアマゾールを開始し，ICUに入室しました．

最終診断 急性腎盂腎炎 ⇒ 大腸菌菌血症 ⇒ 未診断のバセドウ病の増悪 ⇒ 頻脈性AF＋甲状腺クリーゼ

解説

甲状腺クリーゼとは，「甲状腺中毒症の原因となる未治療ないしコントロール不良の甲状腺基礎疾患が存在し，これに何らかの強いストレスが加わったときに，複数臓器が機能不全に陥った結果，生命の危機に直面した緊急治療を要する病態」と定義されています[4]．診断の必須項目は，甲状腺中毒症（FT₄もしくはFT₃高値）の存在で，症状として中枢神経症状，発熱，頻脈，心不全症状，消化器症状が挙げられています．この中でも中枢神経症状が重要と考えられていますが，それがなかったとしても甲状腺中毒症＋中枢神経症状以外の2項目が該当すれば疑い例になります．

ここで注目すべきなのは，甲状腺機能が未測定の場合では，循環器診療で非常にcommonな頻脈性のAFとそれによる急性心不全があれば，最低でも疑い例に該当してしまうということです．実際の甲状腺クリーゼ症例ではそれだけで説明のつかない発熱や意識障害などを合併する場合が多いですが，少なくともはじめてのAFをみたときには早期に甲状腺機能を測定することが重要です．

本症例の振り返り

今回は施設の状況によりTSH，甲状腺ホルモン値が院内測定可能でしたが，外注の場合には診断がさらに遅くなったでしょう．致死的なACSを除外しつつ，可及的早急に適切な診断と治療ができたと思います．

ところで，本症例では未治療のバセドウ病（甲状腺クリーゼになりかけ）がありましたが，造影CTとCAGを行っています．バセドウ病がactiveなときにヨード造影剤を使用しても良いのでしょうか？　ヨードは甲状腺の栄養分ですが，実はその関係性は複雑です．バセドウ病治療ガイドライン[5]では一部のバセドウ病治療に無機ヨードの使用も推奨され，またもともと日本人は日常的

---

ix　TSH：thyroid stimulating hormone（甲状腺刺激ホルモン）
x　TRAb：TSH receptor antibodies（TSH受容体抗体）

にヨードの摂取量が多いため，ヨード造影剤の影響が少ないとも推測されています[6]．しかし一方で，ヨード造影剤は甲状腺クリーゼを発症するリスクになり得るともされています[4,6,7]．

　本症例の甲状腺クリーゼの直接的な誘因が菌血症（敗血症）であることは間違いなく，外来で施行した造影CTも入院後に施行したCAGも，そのときの選択としては最善だったと考えます．しかし，「念のため」「〜を除外したいため」に使用したヨード造影剤で甲状腺中毒症の増悪を助長する可能性も否めません．循環器診療をする上で，このような全身状態を常に意識することが大切です．

 うし先生からの Take Home Message

- はじめてのAFを見つけたら，一度は甲状腺機能を確認しよう！
- 頻脈性AF合併の急性心不全をみたら，甲状腺クリーゼを除外しよう！

文献

1) 日本版敗血症診療ガイドライン2020特別委員会．日本版敗血症診療ガイドライン2020．日集中治療医誌 28（Suppl）：S1-411，2021
2) 日本循環器学会．急性冠症候群ガイドライン（2018年改訂版），https://www.j-circ.or.jp/cms/wp-content/uploads/2018/11/JCS2018_kimura.pdf［2025年2月閲覧］
3) Sgarbossa EB, et al. Electrocardiographic diagnosis of evolving acute myocardial infarction in the presence of left bundle-branch block. GUSTO-1（Global Utilization of Streptokinase and Tissue Plasminogen Activator for Occluded Coronary Arteries）Investigators. N Engl J Med 334：481-487, 1996
4) 日本甲状腺学会，他（編）．甲状腺クリーゼ診療ガイドライン2017．南江堂，2017
5) 日本甲状腺学会（編）．バセドウ病治療ガイドライン2019．南江堂，2019
6) 綾井健太，他．甲状腺中毒症合併の急性冠症候群患者に対してヨード造影剤を使用し甲状腺クリーゼなく治療し得た1例．心臓 51：453-457，2019
7) Rhee CM, et al. Association between iodinated contrast media exposure and incident hyperthyroidism and hypothyroidism. Arch Intern Med 172：153-159, 2012

column

循環器内科の魅力〜内科医としての臨床推論

　本書では循環器診療を切り口とした「循環器×臨床推論」について執筆させていただきました．しかし，コテコテの循環器内科疾患でも内科医としての臨床推論はとても重要で，循環器内科の魅力の1つだと私は考えています．

　例えば，「労作時息切れ＋心不全＋中等度〜重症の僧帽弁閉鎖不全症（MR）」の症例を2パターン考えてみます．1例目は **LVEFが高度に低下している場合** です．これは tethering（左室拡大により乳頭筋が弁尖を異常に強く牽引している状態）により MR が発生していると考えられます．この対策としては LVEF が低下した心不全として至適薬物療法を導入し，それでもコントロールが不良であれば僧帽弁経カテーテル edge-to-edge 修復術（Mitra Clip® など）を考慮します（図1）．病態評価と MR の重症度評価のために負荷心エコー図も有効かもしれません．

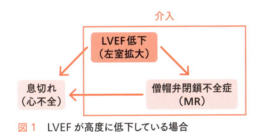

図1　LVEFが高度に低下している場合

　2例目は **左房拡大が目立ち，持続性心房細動を併発している場合** です．これは心房細動による左房拡大（弁輪拡大）による MR が考えられ，洞調律化が見込める場合には心房細動アブレーションを検討します（図2）．左房が高度に拡大したり MR が重症であれば，外科的介入を行ったり，僧帽弁経カテーテル edge-to-edge 修復術を施行した後に心房細動アブレーションを行うこともあります．

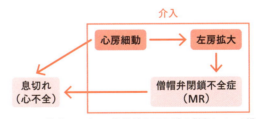

図2　左房拡大が目立ち，持続性心房細動を併発している場合

　特に心不全は多様な集団であり，**一見同じような病態に見えても，病歴と検査所見から個々のストーリーや至適治療が異なる**ことが多々あります．心不全以外に関しても，循環器診療において，**ストーリーを考えて治療を選択し，患者さんが良くなっていく姿を見ることは循環器内科の醍醐味**だと思っています．

　本書をきっかけに，循環器診療に携わる方が増えてくれたら大変嬉しい限りです．

Case21

難易度 ★☆☆

肺炎入院中の胸痛
カテすれば良いですよね？

症例	82歳男性．急性の発熱と呼吸困難感
現病歴	〜2週間前にCOVID-19に罹患し軽快している．今朝からの発熱と呼吸困難感を自覚し，症状が改善しないため当院に救急搬送となった．
既往歴	PCI[i]後（詳細不明），頻脈性不整脈（詳細不明），逆流性食道炎，高血圧症
内服薬	アスピリン100 mg/日，プレドニゾロン5 mg/日，ランソプラゾール15 mg/日，硝酸イソソルビド40 mg/日，ニフェジピン20 mg/日
バイタル	意識クリア，血圧84/56 mmHg，脈拍89 bpm，呼吸数24回/分，SpO₂ 93％（鼻カニューラ2 L/分），体温37.8℃．
現症	やや努力様の呼吸．肺音：course crackle を聴取．心音：整 心雑音なし．両下腿浮腫なし

これは夜間に搬送された発熱の症例だ．市中病院だと比較的多い主訴ではないかな？

とても多いと思います．たいてい肺炎か尿路感染症ですが……．

決めつけは良くないけど，確かに肺炎と尿路感染症は高齢者の市中感染症で頻度が高いよね．今回は急性の発熱と呼吸症状なので，肺炎を第一に疑いました．普段から誤嚥はしないようで，口腔内も不潔ではありませんでしたが，高齢でもあり，誤嚥性を含めて疑っています．

検査は何をされたんですか？

まず，胸部レントゲンでは浸潤影がありそうでした．血液検査と血液培養を採取しましたが，喀痰があまり出ないようで喀痰培養やグラム染色は施行できていません．次に胸部単純CTを施行したところ，両側に浸潤影を認めました（図1）．血液検査では，炎症反応上昇以外の特記所見はありません．酸素投与を要する低酸素血症も合併していたため，細菌性肺炎（誤嚥疑い）で入院加療の方針としました．

---

i PCI：percutaneous coronary intervention（経皮的冠動脈インターベンション）

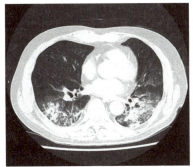

図1 胸部単純CT

 ここまで一気にきましたね．臨床推論なし！

 しっかりついてきてよ！ 発熱患者さんに何も考えず胸腹部単純CTとかやめてよね？

 ギクッ！

 では，入院時の指示から検討していこう！

Q1 肺炎に対する入院時の指示はどうしますか？（複数選択可）

❶入院前に12誘導心電図を施行する
❷肺炎が治癒するまで絶食管理とする
❸内服薬を全て中止する
❹抗菌薬はペニシリンGを選択する
❺標準的な感染症対策（スタンダードプリコーション）を施行する

 ❶入院前に心電図を施行するのは，心不全を疑っているからですか？ 今回の症例では特にいらないような……．

 これは意見が分かれると思うけど，心不全やAMI[ii]を疑っているわけではないよ．入院中に胸痛などのイベントが発生したとき，比較用の心電図がないと評価が難しくなることがあります．特に心血管リスクの高い患者さんが緊急入院するときには，自院で一度も施行したことがなければ，緊急時の比較用として❶入院前に心電図を施行しても良いかもしれません．

 なるほどです！ 今回は詳細不明のPCI歴があるのでリスクは高そうですね．

 誤嚥性肺炎であれば，少なくとも嚥下評価をするまでは❷絶食にした方が良いような……．

---

ii AMI：acute myocardial infarction（急性心筋梗塞）

これもよく実施されているよね．ただ誤嚥性肺炎であっても，食物残渣だけでなく唾液や水も誤嚥しているのだし，誤嚥するから今の肺炎が悪くなるというわけではないよ．安易な絶食対応は栄養状態を悪くしかねないから，少なくとも肺炎が治癒するまでは不適切だね．

嚥下評価するまで❸内服薬は止めた方が良いですかね？

これも同様で，少なくとも昨日までは毎日内服していたわけだから，よほど嚥下ができない状況や全身状態不良でなければ継続して良いと思うよ．

なんでもかんでもやめればいいわけじゃないと．

そういうこと！ ところで，PCI既往なのにスタチンとかACE阻害薬とか血管リスクを抑える薬を内服していないのに気づいたかな．プレドニゾロンの処方理由も不明．こういう診療の違和感はぜひ大事にしてほしい．PCI後であればアスピリンは安易に中止しない方が良いし，プレドニゾロンも中止すると副腎不全のリスクになるね．しかも血圧が低めで，感染症の影響でも矛盾はなさそうですが，血圧低下を悪化させる可能性が高いので硝酸薬とCa拮抗薬のみ一時中止としました．

確かに，言われてみれば……．ちなみにグラム染色してグラム陽性球菌を確認したら❹ペニシリンGを選択してもいいんじゃないですか？

しっかり莢膜を伴うグラム陽性双球菌を確認できたらねぇ……．中には混合感染をしていることもあるし，そもそも今回は喀痰を採取できなかったんだよね．画像的には誤嚥性肺炎の印象なので，抗菌薬はCTRX[iii]やABPC/SBT[iv]の方が無難です．

コロナは陰性だったのですか？

ちょうどデルタ株がはやっている時期だったけど，SARS-CoV-2のPCRは陰性でした．ただもちろん細菌性肺炎も感染症なので，❺標準的な感染症対策（スタンダードプリコーション）を施行しておきましょう（感染対策的にはいま無理して心電図検査を行わなくても良いかもしれません）．

用心しておくのに越したことはありませんね！

そんな感じでCTRXを開始し入院となりました．その翌々日の夜中，肺炎治療は経過良好でしたが患者さんより「胸が苦しくて……ニトロをくれないか」と看護師さんに声がけがあったんです．ニトロを舌下しても症状が持続するため，当直医に相談となりました．

ニトロを日常的に使用しているのですか……狭心症がありそうですね．

詳細はわからないけど，その通りだね．この時点でバイタルサインに逸脱はなく，診察時も見た目は結構お元気そうです．もちろんACS[v]などの評価目的に12誘導心電図を施行しました（図2：入院時，図3：急変時）．心エコーを自分で当てたところ，下壁に壁運動障害がありそうです．

---

iii CTRX：セフトリアキソン
iv ABPC/SBT：アンピシリン/スルバクタム
v ACS：acute coronary syndrome（急性冠症候群）

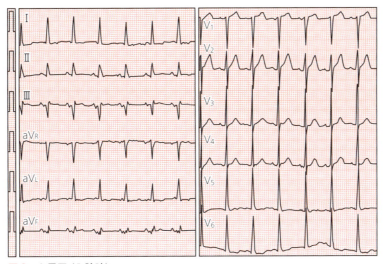

図2 心電図（入院時）

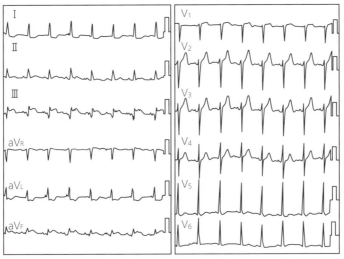

図3 心電図（急変時）

Q2 急変時の対応，どうしますか？

❶ 陳旧性心筋梗塞が疑われるため，経過観察とする
❷ ACS が疑われるが，肺炎治療中のため血栓溶解療法を選択する
❸ ACS が疑われるため，緊急で CAG[vi] を行う
❹ ACS が疑われるため，血液検査でトロポニン T の上昇が見られたら CAG を行う
❺ たこつぼ症候群が疑われるため，ヘパリンを開始する

---

vi　CAG：coronary angiography（冠動脈造影）

入院時に比べて下壁誘導で ST が上がっています！　緊急カテです！！！

 しかも I, aV_L で ST 低下もあり鏡像変化と考えられます．RCA[vii] の新規病変でしょう．

 二人ともさすが！　心エコーで虚血の新旧を判断するのは時に難しいけど，この病歴と心電図からは RCA を責任病変とした ACS を考えるよね．具体的に言うと，ST 上昇があるため STEMI[viii] です．STEMI なので血液検査の結果を確認せずに primary PCI を目指します．

 例外はないのでしたっけ？

 どうしてもカテ室に移動できない理由がある場合のみ❷血栓溶解療法を考慮することがありますが，今は仮に COVID-19 感染中でも原則は PCI とされているので，❸ ACS が疑われるため，緊急で CAG を行う が正しいでしょう．

 今回は簡単でしたね！

 CAG を行ったところ，図4のような所見でした．一見正常にも見えましたが，心電図（図3）からは RCA の新規病変を疑っていたためよく確認したところ，RCA 末梢が途絶しているように見えます（図4a 丸）．

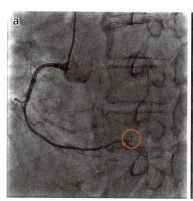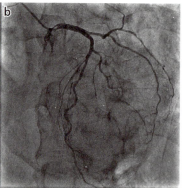

図4　急変時の CAG
a：RCA，b：LCA[ix]

 本当だ！　これは気がつきにくい．

 しっかり心電図で責任病変を想定しておくことが重要ですね．

 いい気付きだ！　CAG から PCI に切り替え，ワイヤーを通過させたところ，末梢部分での閉塞を確認しました．硝酸薬を冠注し，バルーン拡張して，無事再灌流に成功しました．末梢病変で血栓も目立たなかったため，ステントは留置せず，薬剤コーティングバ

---

vii　RCA：right coronary artery（右冠動脈）
viii　STEMI：ST elevation myocardial infarction（ST 上昇型心筋梗塞）
ix　LCA：left coronary artery（左冠動脈）

ルーンを使用し終了としています（図5）.

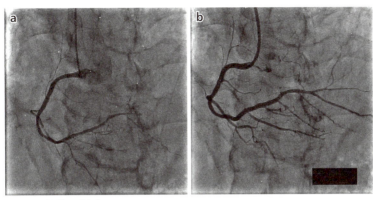

図5　PCI時のCAG
a：治療前，b：治療後

 さすがです！　ところで，当初の搬送段階で「PCI後」とのことでしたが，そもそもステントが見当たりませんね…….

 いやぁ，良いところに気がついたね！　じゃあ最後の質問だ.

Q3 AMIの原因は何だったのでしょう？

❶動脈硬化
❷塞栓
❸冠攣縮
❹冠動脈解離
❺微小循環不全

 ❶動脈硬化性以外にあるんですか!?　普通のAMIにしか見えません（泣）.

 AMIだってその原因が大事なんだよ！

 少なくとも❹冠動脈解離は最初のCAGからないと思います．❺微小循環不全も関係ないでしょう．ちょっとこのCAGだけではわからないのでIVUS[x]を見せてほしいです．

 ぺん先生はインターベンショニストだねぇ．もちろんIVUSは重要だけど，今回はこれまでの病歴とこのCAG所見で考えてみよう！

 IVUSくらいすぐ見せてくれてもいいのに……．

---

x　IVUS：intravascular ultrasound（血管内超音波）

何か言ったかな？　では答え合わせだ．まず急変時のCAG（図4）とPCI後のCAG（図5）を比べてほしいんだけど，急変時の方が全体的に冠動脈が細々しているよね．

言われてみれば確かに！　全体的に少し細い！

これは治療中に硝酸薬を使用して気がついたんだ．おそらく冠動脈全体が攣縮しているのでしょう．ここで病歴を振り返ってほしい．入院時に血圧が低かったから硝酸薬とCa拮抗薬を中止したのを覚えているかな？　もちろん感染症などによる影響も多少はあると思うけど，冠拡張薬を多剤一気に中止したから❸冠攣縮が出現・増悪し，末梢が閉塞したのだと考えました．

あ～，薬剤中止したのすっかり忘れてた……．

これは想像になってしまうけど，PCI後なのにステントが使用されておらず，スタチンやACE阻害薬の代わりに冠拡張薬が2剤使用されていたのは，「動脈硬化性の虚血性心疾患」ではなく，今回のような「攣縮によるAMI」に対してPCIをしたからなのではないかな？

名探偵，うし先生あらわる！！

真実はいつもひとつ！

最終診断　冠攣縮性狭心症 ⇒ 冠拡張薬の中止 ⇒ 冠攣縮発作の再発に伴うAMI

解説

　冠攣縮性狭心症は日本人に多いとされる狭心症であり，ニトログリセリンによりすみやかに消失する狭心症発作で，①安静時（特に夜間から早朝にかけて）に出現する，②運動耐容能の著明な日内変動が認められる，③心電図上のST上昇を伴う，④過換気（呼吸）により誘発される，⑤Ca拮抗薬によって抑制されるがβ遮断薬によっては抑制されない，などの5つの条件のいずれか1つが満たされれば，CAGを施行しなくても診断が可能とされています[1]．第一選択はCa拮抗薬ですが，約20％がCa拮抗薬単剤治療では抵抗性であるため[2]，その場合は硝酸薬やニコランジルを併用します．

　また，Ca拮抗薬を中止する際に症状が増悪することがしばしば報告されています[3]．特に多剤冠拡張薬を中止する場合には，段階的に減量・減薬し，その都度フォローアップをすることが重要です[4]．

本症例の振り返り

　今回は冠攣縮性狭心症（疑い）の患者さんの冠拡張薬を多剤一斉に中止したため，冠攣縮性のAMIになったと考えました．感染症（特に敗血症）になると血圧が低下し，全身状態が不良になる場合も多いため，もともとの降圧薬を中止することが多いと思います．また，長時間作用型の硝酸薬については，硝酸薬への耐性の問題もあり，冠攣縮性狭心症に対して第一選択ではありま

ん．ただし，実臨床ではしばしば，「一過性の胸痛」やPCI時の攣縮に対して漫然と使用されています．

　しかし，冠攣縮の素因がある場合，冠拡張薬の多剤一斉中止は今回のようなリスクとなることもあります．感染症で緊急入院時には，狭心症の詳細な既往歴は聴取しきれないことが一般的です．今回は処方薬からある程度想像することもできましたが，現在循環器内科に通院しているわけでもなかったため，この処方のみで重症冠攣縮性狭心症の既往と決めつけるのも危険です．Ca拮抗薬や硝酸薬，ニコランジルなどの冠拡張薬を中止する際には，単剤ずつ減薬するのが無難です．今回のように血圧や全身状態などから内服が困難な場合には，冠攣縮のリスクが上昇していることを留意しながら診療をするようにしましょう．

うし先生からの **Take Home Message**

- 既往歴に加えて，処方薬から，患者さんの日常診療の様子と基礎疾患を探ろう！
- 冠拡張薬を多剤一斉に中止するときには，冠攣縮の増悪に注意しよう！

文献

1) 日本循環器学会/日本心血管インターベンション治療学会/日本心臓病学会合同ガイドライン．2023年JCS/CVIT/JCC ガイドラインフォーカスアップデート版　冠攣縮性狭心症と冠微小循環障害の診断と治療．
https://www.j-circ.or.jp/cms/wp-content/uploads/2023/03/JCS2023_hokimoto.pdf [2025年2月閲覧]

2) Heroux P, et al. Diagnosis and management of patients with unstable angina. Alexander RW, et al (eds). Hurst's THE HEART, Arteries and Veins, 9th ed, pp.1307-1347, McGraw-Hill, 1998

3) Kostis WJ, et al. Acute myocardial infarction caused by multivessel coronary spasm due to calcium channel blocker withdrawal. Catheter Cardiovasc Interv 78：229-233, 2011

4) 小川久雄．冠攣縮性狭心症の病態と治療 最近の進歩．日内会誌 99：2230-2237，2010

Case22

難易度 ★★☆

徐脈を伴う一過性意識消失
ペースメーカで良いですよね?

症例	70歳男性.急な一過性意識消失
現病歴	作業中に急なめまいを発症し,その後一過性意識消失したため当院救急搬送.立位作業中に発症し,胸痛やその他前駆症状なし.過去に同様のエピソードなし.
既往歴	高血圧症,脳梗塞(10年以上前)
内服薬	アスピリン100 mg/日,カンデサルタン4 mg/日,アムロジピン5 mg/日
バイタル	意識クリア,血圧140/80 mmHg,脈拍40 bpm,呼吸数正常,SpO$_2$ 98%,体温36.5℃.
現症	全身状態は良好. 頭頸部:異常なし,胸部:心音異常なし,肺音:肺雑音なし,腹部:平坦 軟 圧痛なし,下肢:浮腫や皮疹なし.神経学的異常なし.
検査	心電図(図1)と胸部X線(図2)を施行.

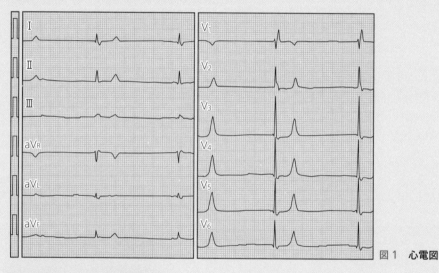

図1 心電図

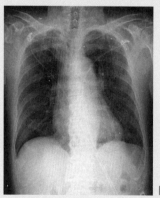

図2 胸部X線

今回は救急外来での一過性意識消失を症例に沿って振り返ってみよう．まずはどう考えるかな？

Q1 外来でまずどう考え，どう対応しますか？（優先度が高いもの2つ）

❶心機能評価のため，ベッドサイド心エコー検査を施行する
❷高度徐脈に対して，経静脈的 TPM[i] 挿入の準備をする
❸ ACS[ii] を強く疑い，緊急 CAG[iii] を施行する
❹循環不全を伴う徐脈性不整脈に対して，経皮ペーシングを開始する
❺電解質評価のため，血液ガス分析を施行する

すごい徐脈ですね．洞不全症候群ですか？ ペースメーカが必要そうです！

❷ TPM は準備するとして，❹経皮ペーシングもした方が良いかもしれません．

ちょっと待って！ 確かに TPM の準備は大事だけど，今は血圧も安定して徐脈の割に調律も安定しているよ．経皮ペーシングも状況によっては必要だけど，かなりの疼痛を伴うから，意識がある安定した徐脈であれば開始しない方が良いんでないかな．

経皮ペーシングって痛いんですか？ 見たことないので知りませんでした……．

あまり使うことはないもんね．他はどうだろう？

どれも必要な気がしますが……．ACS はどのくらい疑うものなんですかね．

胸痛もないし ST 上昇もないからあまり疑わないけど，一応 TPM 挿入時にあわせて❸ CAG もやろうと思います．

もちろん ACS を見逃さないに越したことはないけど，まずは徐脈の原因を考えてみよう．CAG 自体にもリスクはあるし，ぺん先生の言う通り，確かに ACS らしさも全然ない．心疾患以外の徐脈の原因は何があるかな？

電解質ですか？ どれで徐脈になるんだっけ……．

例えば高 K 血症ですね．

正解！ 高 K 血症の心電図の特徴は，テント状 T 波，P 波消失，wide QRS だったね．ARB も内服しているし，そう言われたら高 K 血症の心電図にも見えてきたかな？ なので，この中であれば，❷ TPM，❺血液ガスが正解と考えます．

まずは K 次第ということですね．

---

i　TPM：temporarily＝一時的に，の意味で，一時的ペースメーカを指す⇔ PPM（permanent pacemaker，恒久ペースメーカ）
ii　ACS：acute coronary syndrome（急性冠症候群）
iii　CAG：coronary angiography（冠動脈造影）

そう！ Kを測定したところ，6.0 mEq/Lとやや高い値でした．血液検査では，eGFR 30 mL/分/1.73 m² と新旧不明の腎機能障害を認めましたが，甲状腺機能やトロポニン，Dダイマーなどはいずれも正常値です．ここまで心拍数（HR）40 bpmから低下なく，安定した調律を確認できました．

確かにK微妙ですね〜！

じゃあこのK，どう解釈する？

Q2 Kの値をどう判断しますか？

❶高K血症による徐脈と考え，K補正のみ行う
❷高K血症による徐脈と考え，K補正と経静脈的TPM挿入を施行する
❸高K血症以外の徐脈と考え，経静脈的TPM挿入とCAGを施行する
❹高K血症以外の徐脈と考え，明日PPMを植込む
❺頭蓋内疾患による反応性徐脈と考え，頭部MRIを施行する

微妙な選択肢ばかりですね……．❶Kの補正は行うと思いますが，なんだかTPMまで挿入しなくても良い気がしてきました．

Kが微妙なので，ワタシは❸CAGも施行した方が良いと思います．

ぺん先生は今日もイケイケだねぇ！ ここは明確なエビデンスがあるわけではないけど，経験的には急に血清Kが6.0 mEq/L以上になったら心電図異常を来すのは妥当だと思います．解説で追記するけど，急性と思われる腎不全も併発しているため，不要な造影剤も避けた方が良いでしょう．ということで，❷高K血症による徐脈と考え，K補正と経静脈的TPMを挿入する方針としました．

確かに腎機能も低下していましたが……やっぱりちょっと納得できないので，後で解説を読みこんでおきます（泣）．

そうしておくれ！ ちなみに，これも後で解説するけど，徐脈が安定していたから頭部MRIも施行しましたが，特に問題はありませんでした（図3）．

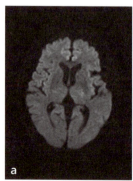
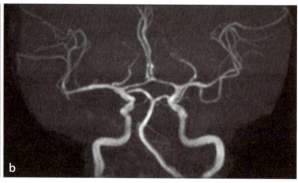

図3 頭部MRI
a：DWI，b：MRA

CAGはやらないのに，MRIはやるんですね（笑）．

ここも後で解説するね！　高K血症に対して，頭部MRI前にグルコン酸カルシウムと生理食塩水の点滴を開始しました．エコーでIVC^iv が拡張していたため循環不全による体液貯留が主体と考え，TPMでのペーシングに加えてフロセミド静注も併用し，ケイキサレート®内服も加えたところ，血清Kは翌日には正常化し，そのあとHR 50〜60 bpmと自己脈も安定してきました．腎機能もすぐに正常化しています．

やはり徐脈の原因は高K血症だったんですね．洞不全症候群の素因ももともとあったんでしょうか．

そうだね，高K血症だけでPPM植込みの適応にはならないけど，要注意だね．そもそも失神時の波形がどんなのだったかわからないし．

失神時の心電図は診断に重要ですからね．

そうこう言っているうちに，3〜4日経ってTPMを抜去しようとしたとき，HR 110〜150 bpmの頻脈性のAF^v が突然発症しました．本人には動悸症状はありません．

あれ，洞不全症候群の素因がありそうって言っていたところだったのに……．

Q3 頻脈性のAFに対して，どう対応しますか？

❶経静脈的TPM挿入中に除細動を行う
❷経静脈的TPMは予定通り抜去し，ビソプロロール 2.5 mgを開始する
❸経静脈的TPMを挿入したまま，ビソプロロール 2.5 mgを開始する
❹経静脈的TPMを予定通り抜去し，薬剤を追加せずに経過をみる
❺このままPPMを植込んで，ビソプロロール 2.5 mgを開始する

ただの頻脈性AFだから，❷TPMは予定通り抜去して，β遮断薬を開始したらダメなんですか？

そういう考えもあるよ！　ただし，もともと徐脈の素因があって，血清K 6.0 mEq/Lでも高度徐脈になったのに，高用量β遮断薬を導入したら洞調律化したときには高度の洞停止となるかもしれないよね．

じゃあ❸TPMを挿入したままβ遮断薬をいれます！

そしたら，洞調律化して洞停止になったとき，ペーシングが入るよね．ずっとTPMも挿入しておけないから，PPMの適応なのかよくわからなくなるね．

うーん，確かに……いっそ❺PPMの適応にはならないんですか？

---

iv　IVC：inferior vena cava（下大静脈）
v　AF：atrial fibrillation（心房細動）

洞不全症候群でもこのような徐脈頻脈症候群の場合，やはり失神や動悸などの「症候性」であることが大事なんだよ．今は頻脈の動悸も頻脈性の心不全もないよね．そこまで高度な頻脈でもない．あと，洞調律化したときの洞停止も，失神するほどだったらPPM植込みの適応だけど，TPMが入っているとペーシングしちゃうから逆に何秒洞停止しているかわからなくなるんだよね．

あー，なるほど！ つまり，TPMが入っていてペーシングしちゃうと，今後PPM適応なのかわからなくなるってことですね．

うんうん（知らなかった……）．

今回はぺん先生静かだな（笑）．しかも，動悸がないということは，以前から発作性AFを繰り返していた可能性が高いよね．抗凝固療法をしていないので，左房内血栓を除外しないと❶除細動も望ましくありません．

た，たまにはいぬ先生に花を持たせようかと……で，結局どうしたんですか？

患者さんとも相談したんだけど，あまりアグレッシブな診療は希望されなかったから，❹ β遮断薬はいれず，TPMも抜去し，アスピリンをDOAC[vi]に変更して経過をみることにしました．

経過観察ということですね．その後はどうなりました？

植込み型心電計とかも勧めたんだけど，これにも同意されませんでした．ただ，その後に労作時動悸の症状と失神が複数回あったため，最終的には直接PPM植込みをする方針となりました．PPM植込みを行い，β遮断薬導入後はこれらの症状が改善しました．

最終診断 徐脈頻脈症候群（＋再発性発作性AF）＋薬剤性高K血症＋急性腎不全

解説

血清Kが上昇すると心電図変化を生じます．典型例ではK≧6.0 mEq/LでT波が増高し，K≧7.0 mEq/LでP波消失やwide QRSが出現，K≧8.0 mEq/LでS波が深くなりT波に連続すると言われていますが，この通りにならないことも多いです．おそらく日常的な血清Kの値にもよるのだと思います．

また，徐脈と血清K値，腎機能も複雑に絡み合うことが多いです．徐脈になると循環不全による腎前性腎不全やうっ血腎などが重なり，腎機能が低下します．そうなると血清K値が上昇し，徐脈を助長します．本症例ではありませんでしたが，ベラパミルや第I群抗不整脈薬など，徐脈化する薬剤を内服している場合，腎機能低下により血中濃度が上昇し，さらに徐脈になります（図4）．

---

vi　DOAC：direct oral anticoagulant（直接経口抗凝固薬）

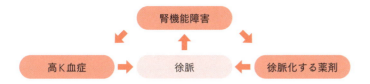

きっかけはわからないが悪循環となっている

図4 徐脈・高K血症・腎機能障害の悪循環

3つのうち，どれがきっかけかはわからないことも多いですが，このように徐脈と高K血症・腎機能障害・徐脈化薬が併発している症例はしばしば経験します．血清K補正と利尿，徐脈化薬の中止で改善することもありますが，徐脈の改善が血清K補正にも繋がるため，TPM挿入が必要となる症例も多いです．

本症例の振り返り

1. 失神の原因は何だったのか?

本症例は，おそらくもともとHR 50〜60 bpmの洞徐脈で，薬剤性高K血症で急に徐脈となったため失神したものの，その後は調律が安定したため失神が起きなくなったと考えました．しかしHR 40 bpmでは失神は起こっていないため，本当に徐脈が原因だったのか検討する必要がありますが，残念ながら失神時の心電図はありません．もしかしたら，高K血症による徐脈はあるものの，最初の失神時の状態としてはAFの洞調律時の洞停止が主体だったのかもしれません．

2. 頭部MRIは必要だったのか?

今回は外来で頭部MRIを撮像したため，こちらについても振り返りましょう．神経所見もなく急性と思われる徐脈の場合，通常MRIは回避した方が良いとされます．しかし，TPM挿入後はMRI撮像が困難になること，脳梗塞の既往があること，高K血症だけで説明がつくか不明の洞不全症候群があったこと，調律が極めて安定していたことなどから，今回は外来で頭部MRIを撮像することにしました．

実は脳卒中による頭蓋内圧亢進で反応性の徐脈を来すことがあり，Cushing現象と呼びます．ただし，通常は血圧上昇や呼吸数低下することが多く，またそれだけの脳卒中であれば何らかの神経所見が得られることが多いため，今回は頭部MRIは必須ではなかったかもしれません．

 うし先生からの Take Home Message

- 洞不全症候群に対するPPM植込みの良い適応は，症候性徐脈と考えよう！
- 高K血症と徐脈を見たら，腎機能や併用薬剤を確認しよう！

Case23

難易度 ★☆☆

喘息既往の突然の喘鳴
何かヒヤリとすることありましたか？

症例	75歳女性．突然の呼吸困難感
現病歴	以下の疾患で近医通院中．最近夜間の排尿時に呼吸困難感を自覚していたが経過観察されていた．昨日深夜0時に突然の呼吸困難感を自覚し，5時になっても改善しないため，当院救急搬送となった．
既往歴	高血圧，糖尿病，関節リウマチ，喘息，橋本病
生活歴	喫煙歴なし，飲酒歴なし
内服薬	プレドニゾロン4 mg/日，レボチロキシン，サラゾスルファピリジン，リナグリプチン
バイタル	意識クリア，血圧201/106 mmHg，脈拍124 bpm，呼吸数24回/分，SpO₂ 100%（リザーバー付きマスク6 L/分），体温36.6℃．
現症	身の置き所がない様子．肺音：喘鳴を聴取．心音：整 心雑音なし．両下腿浮腫なし

　今回は救急外来に搬送となった呼吸不全の症例だ．いつものように，まずは救急外来での初期診療を考えてみよう．もちろん，病歴と身体所見が重要だけど，呼吸状態が悪そうなので早期の対応が必要そうだね．

Q1 初期対応として行う順番に並び替えてください

❶ 胸部X線（ポータブル撮像）
❷ 胸部単純CT
❸ 心エコー検査（ベッドサイド）
❹ ニトログリセリン開始
❺ NPPV[i] 装着

　呼吸不全の原因として，心不全や肺炎，気管支喘息の増悪などがあるので，❶胸部レントゲンと必要であれば❷胸部単純CTを施行したいと思います！

　原因を挙げた上で検査の選択，いいね！ ところでいちばん疑わしい疾患はなんだろう？

　突然の呼吸困難感なので，細菌性肺炎は考えにくいでしょう．CS[ii]1の急性心不全のほかには，気管支喘息発作やCOPD[iii]の急性増悪，気胸，肺胞出血や窒息，PTE[iv]などが考え

---

i　NPPV：noninvasive positive pressure ventilation（非侵襲的陽圧換気）
ii　CS：クリニカルシナリオ．急性心不全の病態把握に有用な分類

られると思います．生活歴や既往歴を考えると，気管支喘息やPTEでしょうか？ ただ，血圧が高値でとても心不全らしいので，まずは❹ニトログリセリンを開始し，必要であれば❺NPPVを装着したいと思います．

ぺん先生もいつもながらキレキレだね！ 確かに，「突然の呼吸困難感」となるとむしろ細菌性肺炎の可能性は下がるので，鑑別疾患は限られます．初期対応の順番は施設の状況と患者さんの個々の状態によっても変わりますが，この方は心不全歴もないし，最も簡便で早いのが❸心エコーかなと思います．

心不全の評価ですね．

そうそう．左室収縮機能（LVEF[v]）に加えて，両側のBラインがあれば肺うっ血が疑わしいです．左房拡大やTR-PG[vi]の上昇も確認できたらなお良しかな．間に合いそうであれば❶胸部レントゲンで粗大な気胸がないことと肺水腫があることを確認しながら，並行して❹ニトログリセリンを投与（舌下のあとに持続静注することが多い）しつつ，❺NPPVを用意できればベストです．

❷CTは撮らないんですか？

呼吸状態が特に悪い場合は一刻を争うし，エビデンスはないけどやはりなるべく早期にNPPVを装着した方が気管挿管を回避できると思うんだよね．というわけで，あくまで私見ですが，順番でいうと，❸心エコー（→❶胸部レントゲン）→❹ニトロ→❺NPPV→（❷胸部CT）かな．呼吸状態がもう少し切迫していたら，ニトロを試す前に迅速にNPPVを導入した方が良いね．

なるほどです！

この方の心エコーは**図1**のように左室肥大が著明でした．胸部レントゲンでは，派手ではないけど肺うっ血がありそうです（**図2**）．

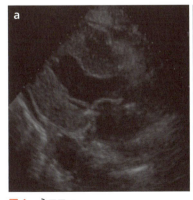
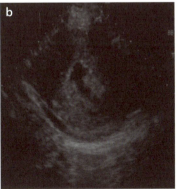
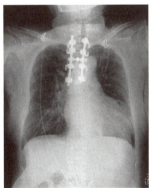

図1 心エコー
a：傍胸骨長軸像，b：傍胸骨短軸像

図2 胸部X線

---

iii　COPD：chronic obstructive pulmonary disease（慢性閉塞性肺疾患）
iv　PTE：pulmonary thromboembolism（肺血栓塞栓症）
v　LVEF：left ventricular ejection fraction（左室駆出率）
vi　TR-PG：tricuspid regurgitation-pressure gradient（三尖弁逆流圧較差）

この後はどう対応したんですか？

まずは静脈ルートを確保して，採血した後にニトログリセリンの持続静注を開始しました．NPPVを準備し，並行してフロセミド静注を施行したところ希釈尿が出現し，呼吸状態が劇的に改善したためNPPVは回避できました．なお，心電図では洞頻脈で (図3)，血液検査ではCr 2.40 mg/dLの腎機能障害を認めています (表1)．

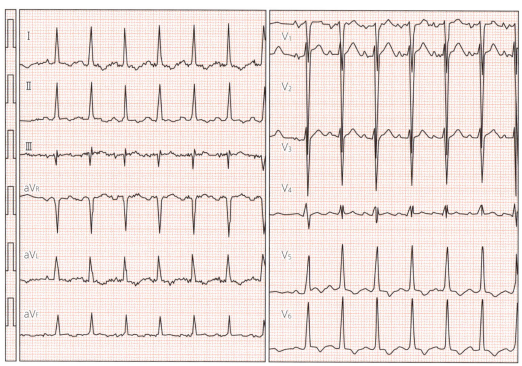

図3　12誘導心電図

表1　血液検査（赤太字：高値，黒太字：低値）

WBC	11,570/μL	AST	21 U/L	Na	139 mEq/L
好中球	83.4%	ALT	10 U/L	K	3.5 mEq/L
好酸球	2.2%	LDH	292 U/L	Cl	104 mEq/L
好塩基球	0.6%	ALP	86 U/L	Ca	10.1 mg/dL
リンパ球	10.0%	T-Bil	0.5 mg/dL	CK	86 U/L
単球	3.8%	γ-GTP	15 U/L	CK-MB	20 U/L
RBC	394×10^4/μL	Alb	3.5 g/dL	TSH	25 μIU/mL
Hb	12.4 g/dL	BUN	30.7 mg/dL	FT$_4$	0.96 ng/dL
Ht	37.0%	Cr	2.40 mg/dL	NT-proBNP	33,761 pg/mL
MCV	94 fL	eGFR	15.9 mL/分/1.73 m^2	Glu	159 mg/dL
MCH	31.5 pg	アミラーゼ	97 U/L	HbA1c-N	6.20%
MCHC	33.5 g/dL	CRP	2.37 mg/dL		
Plt	26.3×10^4/μL				
Dダイマー	3.33 μg/mL				

心不全の経過は良好で安心しました．それにしても結構な腎不全ですね．糖尿病性腎症でしょうか？

詳細はわからないけど，これは重要なプロブレムリストになりそうだね．ここで，急性心不全として循環器病棟に入院の準備をしていたところで，日勤の上級医からこう言われました．

肺の陰影も軽微だし，Dダイマーも軽度だけど上昇している．致死的なPTEを除外するために，造影CTは施行しておいた方が良くないかな？

Q2 追加検査について，どう判断しますか？

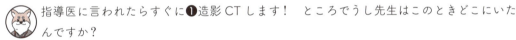

❶ PTE除外のため，造影CTは施行するべき
❷ 造影CTは造影剤腎症のリスクが高いため，今は施行するべきではない
❸ 甲状腺機能低下症があるため，今は造影CTを施行するべきではない
❹ PTE評価のため，緊急で肺血流シンチグラフィを施行するべき
❺ PTEが除外できないため，アピキサバン10 mg×2/日を開始する

指導医に言われたらすぐに❶造影CTします！　ところでうし先生はこのときどこにいたんですか？

牛のようにまったりと病棟業務をしていたよ～．というのも，この症例は夜間帯に救急科（当直）へ来院し，救急科同士で日勤に申し送りされていたのよ．必要時は適宜コンサルトしてくれるし，そのまま循環器内科に引き継ぐこともあるんだよ．

ワタシのいた病院は胸部症状があれば全て最初から循環器内科医が診療していたので，とてもありがたいです．

じゃあなおさら，❶造影CTを施行します！

あまりPTEらしくはないですが，必要時は多少リスクがあっても造影CTはやむなしだと思います．というわけで私も❶です．

ほほう．そしたら説明するね．確かに派手な肺水腫像とまでは言えないけど（図2），病歴と画像，心エコー（図1）から心肥大を伴うCS1の急性心不全であることは明らかです．つまりは急性左心不全で，PTEに合併する急性右心不全とは異なります．また，詳細不明の腎機能障害があり，造影剤腎症のリスクは高いです．救命のために必要であれば造影剤使用をためらってはいけませんが，ぺん先生の言う通り，今回はPTEの事前確率はかなり低そうですね．

そうなんですよね……．

あと，造影剤使用後に腎機能は改善することが多いですが，もともと腎機能障害があると乏尿になることもあります．急性心不全の初期治療時の乏尿は，心不全治療として非常に足かせになります．以上から，❷少なくとも今は造影剤を使用するべきではないと考えます．

確かに……そしたら今回みたいにPTEを除外しきれないときはどうしたらいいですか？

そうだね，待てそうであれば心不全治療を先行して反応をみたり，もう少し全身状態が改善してから下肢静脈エコーや肺血流シンチグラフィを施行するのも手だと思います．全身状態が悪くかつPTEの事前確率が高ければ，抗凝固療法を先行させるのも一案です．ただし，腎機能障害があるときにアピキサバンやリバーロキサバンをPTEの急性期量（減量なし）で投与するのは出血高リスクです．

ちなみに，甲状腺機能については気にしなくて良いですか？

うーん，甲状腺とヨード造影剤の関係は難しいんだよね（Case20参照）．もちろん甲状腺機能亢進症の急性期は慎重になるべきだけど，慢性的な機能低下症であればそこまで気にしなくて良いと思います．

わかりました！

ちなみに，肺野評価と全身の血管評価などのため，単純CTのみ施行しましたが，追加の情報はありませんでした（図4）．急性心不全の治療によって，速やかに全身状態は改善しています．この方の原因検索を考えてみよう．

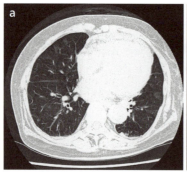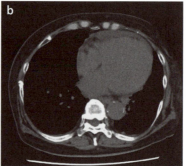

図4 胸部単純CT（水平断）
a：肺野条件，b：縦隔条件

Q3 心肥大と腎不全の原因をどのように考え，どう対応しますか？（複数選択可）

❶ファブリー病と考え，家族歴を聴取する
❷アミロイドーシスと考え，血清遊離側鎖と免疫電気泳動の測定を行う
❸糖尿病性腎症と考え，血糖管理を厳格にする
❹心肥大の原因評価のため，造影MRIを施行する
❺二次性心筋症を否定しつつ，降圧療法を強化する

なんだか変な心肥大と腎不全なので，何かあるんだと思います．もっと詳細な情報が欲しいのでまずは❹造影MRI……．

ぶっぶー！ 造影 CT に用いるヨード造影剤と違って，造影 MRI に用いるガドリニウムは腎機能障害があると腎性全身性線維症のリスクがあるから，よほど必要性がある場合を除いて，施行するべきではありません！ 最近は慢性腎臓病におけるガドリニウム造影剤の使用についてやや緩和されたけど[1)]，今は実施するべきではないでしょう．

……（ぐうの音も出ない）．

実臨床ならなおさら，糖尿病か高血圧の影響として経過をみたいです．となると❸糖尿病性腎症と❺良性腎硬化症ですか．

その気持ちはわかるけどねぇ．もしその 2 つを疑うなら，まずは糖尿病と高血圧の病歴や他の情報をしっかり確認するべきだね．

うぅ確かに……次からはしっかり確認します．

ちなみに糖尿病については，罹患歴は短く非常にコントロール良好で，直近の眼科受診でも問題がなかったそうです．糖尿病の進行は「神経→網膜→腎臓」[vii]の順なので，腎機能障害は説明できなさそうです．血圧に関しても，普段から 130/80 mmHg 以下で管理されていたようで（血圧手帳でも確認），可能性は低いですね．

結局，正解はどれなんですか！

ここまでくると，いわゆる肥大型心筋症か，他の心肥大する二次性心筋症としてファブリー病と心アミロイドーシスを考える必要があります．❶ファブリー病については家族歴もなく，左室後壁の菲薄化もなく，マルベリー小体も当院で施行可能な尿沈渣で見られませんでした．

となると，ファブリー病の可能性は低そうですね．

心アミロイドーシスで腎機能障害を併発しやすいタイプは AL アミロイドーシスなので，そちらも想定して❷血清遊離側鎖と免疫電気泳動の測定を行い，ATTR アミロイドーシス評価のため ^{99m}Tc ピロリン酸シンチグラフィも行いました．いずれも有意な所見ではありませんでしたが，患者さんと腎臓内科と相談し，心筋生検と腎生検も施行しています．

生検までしたのですか！

もちろん患者さんとよく相談してね．結果的には，腎臓は良性腎硬化症の変化で矛盾なく，心筋も肥大型心筋症で矛盾なかったので，二次性心筋症は否定的でした．そのため，心不全・腎不全両方を考慮し，❺降圧療法を強化しています．

最終診断　高血圧 ⇒ 良性腎硬化症，肥大型心筋症 ⇒ CS1 の急性（左）心不全，甲状腺機能低下症

---

vii　神経（し）→網膜（目＝め）→腎臓（じ）で，「しめじ」と覚えよう！

解説

1. 心筋症の分類

現在，心筋症には肥大型心筋症，拡張型心筋症，拘束型心筋症，不整脈原性右室心筋症に加えて，NDLVC[viii] の 5 つがあると提唱されています[2]．本症例のような心肥大を認めた場合，病因として①圧負荷と②病的心肥大，③蓄積に分けて考えるとわかりやすいです．

①圧負荷の例としては，高血圧性心疾患や大動脈弁狭窄症，大動脈縮窄症が挙げられます．

②病的心肥大の代表例としては肥大型心筋症があり，家族歴を有することも多いです．

③蓄積とは，心筋に何らかの物質が蓄積して心筋が肥大することで，心アミロイドーシスやファブリー病，ミトコンドリア心筋症などの二次性心筋症が挙げられます．特に，心アミロイドーシスの有病率が高いことが近年判明し，病型ごとの治療法も増えてきているため，心肥大を見たら心アミロイドーシスをしっかり除外することが重要です．

2. 心アミロイドーシスの診断ポイント

心アミロイドーシスについては，AA 型と AL 型，ATTR 型に分かれますが，循環器診療では特に AL アミロイドーシスと ATTR アミロイドーシスが重要です．

AL アミロイドーシスの診断には血清遊離側鎖と免疫電気泳動の測定が有用で，多発性骨髄腫などを合併している場合があります．ATTR アミロイドーシスはさらに ATTRwt と ATTRv アミロイドーシスに分かれ，^{99m}Tc ピロリン酸シンチグラフィ（骨シンチグラフィ）で心筋に集積することが特徴です（Case7 図 4 参照）．

それぞれのアミロイドーシス共通の所見として，手根管症候群（Phalen 徴候）や血液検査でのBNP・NT-proBNP，トロポニンの上昇，心電図での低電位，造影 MRI での左室内膜下優位のびまん性遅延造影などが有名です[3]．

本症例の振り返り

慢性心不全が進行すると，低心拍出や腎静脈圧上昇，組織灌流が低下することで，RAA 系や交感神経系など神経体液性因子の亢進を来し，腎機能障害が進行する場合があり，これを心腎症候群と呼びます．しかし，心不全を発症する症例では，動脈硬化リスクや高血圧リスクなども高く，心不全とは独立して腎機能障害を呈していることもあります．アミロイドーシスのうち，特に AL アミロイドーシスは腎臓合併症を併発する場合も多いです．

また腎機能障害があると，循環器診療に関しても，ヨード造影剤やガドリニウム造影剤の使用が困難となり，標準循環器薬の使用も制限されます（例：MRA，DOAC など）．今回は Q2 で取り上げた「腎機能障害合併症例における，急性心不全と思われる呼吸不全に対する造影 CT の是非」がメインテーマの 1 つでした．

腎機能障害をみた際には，心臓評価と並行して，腎機能についても繰り返し評価することが重要です．

---

viii NDLVC：non-dilated left ventricular cardiomyopathy（左室拡張を伴わない左室心筋症）

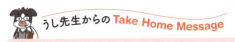

- 心不全急性期の造影剤腎症には気をつけよう！
- 心肥大を見たら，心アミロイドーシスなどの二次性心筋症を除外しよう！

文献
1) 日本腎臓学会．腎障害患者におけるガドリニウム造影剤使用に関するガイドライン（第3版），
https://cdn.jsn.or.jp/data/guideline_nsf_20240520.pdf［2025年2月閲覧］
2) Arbelo E, et al. 2023 ESC Guidelines for the management of cardiomyopathies. Euro Heart J 44：3503-3626, 2023
3) 日本循環器学会．2020年版心アミロイドーシス診療ガイドライン，
https://www.j-circ.or.jp/cms/wp-content/uploads/2020/02/JCS2020_Kitaoka.pdf［2025年2月閲覧］

Case24

難易度 ★★★

突然発症の下腹部痛
まさか繰り返さないですよね?

症例	65歳男性．突然の下腹部痛
現病歴	早朝に突然の下腹部痛を自覚．改善がないため当院救急外来を受診した．
既往歴	なし
内服薬	なし
バイタル	血圧 180/88 mmHg，脈拍 62/分 整，SpO$_2$ 98%（room air），体温 36.9℃．
現症	身長 165 cm 程度，体重 58.2 kg． 肺音：肺雑音なし，心音：心雑音なし，腹部：平坦 軟 圧痛なし，腰部：叩打痛なし．

さぁ，とうとう最後の症例だ．まずは夜間の救急外来を振り返ってみるよ！ 循環器内科とか関係なく，1次救急の初期対応として考えてみてね．

わかりました！ まずはオープンクエスチョンで広く病歴を聴取して，そのあとクローズドクエスチョンで質問攻めにします！

いぬ先生素晴らしい！ ただ，実際はなかなか時間をかけてゆっくり問診をできないことも多いよね．診断学的にいっても，緊急性や重症な疾患は早期に診断するべきだから，優先度の高い問診をまずは考えてみようか．

Q1 疑われる疑患と対応について優先度の高い項目はどれですか？（2つ）

❶感染性腸炎などの急性腸炎を考慮して，食事摂取歴を聴取
❷腸間膜動脈塞栓症を考慮して，不整脈の有無を確認
❸緊急造影 CT を考慮して，腎不全やアレルギーの有無を聴取
❹癒着性腸閉塞を考慮して，腹部の手術歴を聴取
❺尿管結石を考慮して，高尿酸血症の既往歴を聴取

え，全部確認した方が良いと思いますが……．

もちろん全部確認できたらベストだけど，優先度の高い項目を考えておくれ！

急性腹症なので，まずは❸造影 CT ですかね（問診はその後でもいいか……）．あと除痛はしなくていいんですか？

急性腹症だからといって，とりあえず造影 CT を施行するのは良くないと思うな．問診と身体所見から鑑別疾患を考えることは読影の解釈のためにも重要だよ！ 最初に除痛も考

えるのはとても大事だね．実際，今回は並行してアセトアミノフェンの点滴静注（アセリオ® 1,000 mg）を行いました．

問診事項の優先順位はどう考えればいいですか？

まず聴取するオープンクエスチョンには，主訴，発症形式，時間経過など色々あるけど（後述），最初に聴取すべきは「発症形式」です．緩徐に発症もしくは慢性経過であれば急ぐことは稀ですが，急性発症の場合には緊急性の高い疾患のことが多いです．特に突発の場合には「裂ける」「破れる」などの重篤な疾患の可能性が高いため，診療を急ぎます．

確かに「突然」発症したとのことでした！

うん，本当に突然痛みがピークに達したのか確認が必要ですが，消化管穿孔や腹部大動脈瘤切迫破裂などの緊急性が高い疾患が疑われます．そのため，問診としては❸緊急造影CTを考慮して腎不全やアレルギーの有無を聴取する優先度は高いです．

もう1つはなんでしょう？

心房細動などによる心内血栓が腸間膜動脈に塞栓を起こした場合（例：上腸間膜動脈塞栓症）は，腸管壊死に至る前に血栓摘除などが必要なため，緊急性がとても高いです．個人的には❷腸間膜動脈塞栓症を考慮して不整脈の有無はまず確認したいですね．

なるほどです．でも感染性腸炎を考えて❶食事摂取歴は聴取しますよね？

もちろん聴取してもいいよ．ただ，発症形式が突然の場合，そもそも炎症が主体の腸炎の可能性は低いです．あと，腸炎の主要な起因菌のカンピロバクターは潜伏期間が長いから，その間の食事摂取歴を正確に聴取するのは結構難しいんだよね．

じゃあこれからは食事摂取歴を聞くのやめます！

やめなくて良いよ（焦）．あくまで今回は「優先度が高いもの」ってだけだからね．あと，❹癒着性腸閉塞も発症形式が突発になることは比較的稀です．造影CTを必ず施行するのであれば，腸管は撮像範囲に入りやすいし，腹部診察のときにも手術痕は気がつくことが多いから，❷や❸より優先度は低いと思います．

❺尿管結石は発症形式が早いことも多そうですが……．

そうだね，尿管結石は同様の既往歴があることが多いし，比較的発症形式は早いことが多いです．ただし，腎の皮膜が張ることによる疼痛が多いので，腰背部痛を来す方が多いです．

患者さん的には「下腹部痛」なんですもんね．

確認したところ，突然10/10[i]の下腹部痛があり，初めてとのこと．腎不全やアレルギー

---

i　0が痛みなし，10が想像できる最大の痛みとして，痛みの程度を患者さんに示してもらうスケール（NRS, numerical rating scale）．つまり，今回はめちゃめちゃ痛いということ

歴はなく，その他の既往歴がないことも確認しました．脈は整でしたが念のため心電図をとり，洞調律であることを確認しています．下痢や便秘はなく，先行症状もないとのこと．腹部や腰背部の身体所見は乏しく，エコーを当ててみましたが，腹水や大動脈瘤はなさそうです．

ヒントがなさすぎて，全然わかりません……．

そうこうしているうちに血液検査の結果が出ました．血算やDダイマーを含む凝固異常はなく，肝機能や腎機能も異常はありません．対抗馬となる疾患もなく，消化管穿孔や大動脈解離などの可能性はありそうなので，予定通り造影CTを施行しました(図1)．

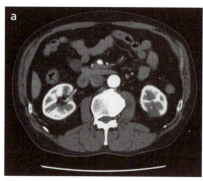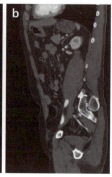

図1 造影CT（救急受診時）
a：水平断，b：矢状断

Q2 いちばん正確な診断はどれですか？

❶急性腸炎
❷上腸間膜動脈塞栓症
❸腹腔内臓動脈解離
❹癒着性腸閉塞
❺尿管結石

とりあえず，腸管の拡張や浮腫はないのかなと思いました．あとはわかりません！

肝臓，胆嚢，膵臓……のように臓器ごとに，あとfree air，腹水……のように所見ごとに，体系立てて確認すると見逃しが減るよ（後述）！　今回は2枚の画像の範囲内で読影してください．

左腎の一部の造影性が悪い気がします．腎梗塞ですか？

お，ぺん先生気がついたんだね，さすがです！　でも選択肢にないね（笑）．

（そういう問題なのか……）

まず臓器別に見ると、ぺん先生の指摘通り、腎梗塞に気がつきました。ただ下腹部痛と合わないし、発症時期まではわからないので、おそらく今回の主訴の原因ではないでしょう。次に、血管に注目してください。大動脈は壁在プラークのみですが、一部の動脈が解離しています（図1a'）。これは下腸間膜動脈解離です。そのため❸腹腔内臓動脈解離の診断となりました。

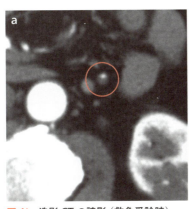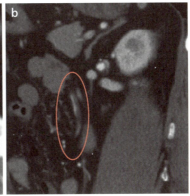

図1'　造影 CT の読影（救急受診時）
一部の動脈が解離している（丸）

下腸間膜動脈って解離することあるんですか！？

ないよ！　極めて稀！　報告もほぼなかったから症例報告したわ！

……．

ここで大事なのは、発症形式が突発の下腹部痛なので、下腹部の腸管や血管の穿孔・解離・破裂・塞栓を疑って画像を読影することです。そうすれば稀な疾患も見逃さなくなります。

とりあえず納得したことにしておきます（笑）．

納得しておくれ！　今回は腸管虚血には至っていなさそうだったため、保存的加療を選択し、緊急入院としました。標準治療はありませんが、絶食と鎮痛、降圧を行い、腸管の血流を担保する目的で抗凝固薬も開始しました。ちなみに、似た病気に上腸間膜動脈解離があります。

なんか意味ありげな……．

疼痛はすぐに改善しましたが、入院3日目に突然上腹部痛が出現しました。詳細は省略しますが、来院時とおおむね同様の評価を行い、造影 CT を緊急で再検しています。

今度は上腹部痛ですか……．あ、さっき言ってた上腸間膜動脈解離ですか？

そんな不運なことはないでしょ．だいたい下腸間膜動脈と上腸間膜動脈は繋がっていないし．下腸間膜動脈解離が逆行性に進展し，大動脈解離を発症したのだと思います．

入院中の急変は入院病名と基礎疾患が鍵だもんね．ぺん先生の推理はとても良いと思います！ ではCTを見てみよう（図2）．

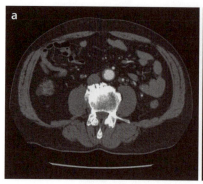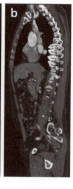

図2　造影CT（入院3日目）
a：水平断，b：矢状断

Q3 病棟で急変後，適切な診断はどれですか？

❶急性腸炎
❷上腸間膜動脈塞栓症
❸腹腔内臓動脈解離
❹癒着性腸閉塞
❺尿管結石

やはり腸管の拡張や浮腫はないと思います！

いぬ先生，さっきと同じじゃん（笑）．

いぬ先生を「いぬ長官（腸管）」と呼ぼう（笑）．

（何言ってんだか……）

ごほん，今回のCTでも動脈が1つ解離しているように見えます．

気がついてくれたかい．この断面ではなんの血管かわかりにくいけど，これは上腸間膜動脈です（図2'）．解離か塞栓かはわかりにくいけど，縦に（末梢方向に）連続性に造影不良域を認めたため，塞栓症ではなく上腸間膜動脈解離と診断しました．ぺん先生の予想に反して，大動脈には解離は進展していなかったため，多発の❸腹腔内臓動脈解離と診断しました．こちらも保存的加療を行い，いずれも短期間に軽快しています．

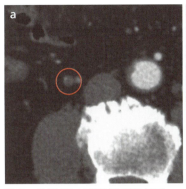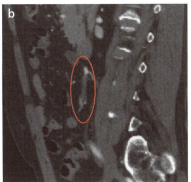

図2 造影CTの読影（入院3日目）
上腸間膜動脈が解離している（丸）．

腹腔内臓動脈解離が多発することってあるのですか？

稀だよ！　これで世界3例目！

……．

内臓動脈の解離は，画像だけだとCTでは見逃し得ると思います．今回の症例を通して，緊急性の高い疾患でも病歴とアセスメントが重要であることを確認してもらえたら嬉しいです．その後，粘血便が出現したため，抗凝固薬を中止し腸管の壊死がないことを確認し，慎重に経過観察しました．どうやら虚血性腸炎になっていたようです（図3）．こちらもすぐに軽快し，第10病日に退院となりました．

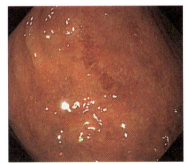

図3　大腸内視鏡像

最終診断　多発腹腔内臓動脈解離（下腸間膜動脈解離，上腸間膜動脈解離）

解説

　腹腔内臓動脈解離とは「大動脈本幹には解離を伴わない，分岐動脈の限局性の解離」と定義されており，急性発症の94％に腹痛を伴う一方で，慢性期に偶然発見されることも多く，そのう

ち68％は無症状と報告されています[1]．男女比は91：9で，好発年齢は50歳代です．解離を来す多くは上腸間膜動脈で，腹腔内臓動脈解離の88.4％を占めるとされています．治療は降圧と絶食が主体で，抗血栓薬のエビデンスは残念ながら確認されていません．腸管の虚血所見が見られる場合には保存的加療は望ましくなく，近年ではカテーテル治療が良好な成績であったと報告されています[2]．

ちなみに，今回[3]のような短期間に腹腔内臓動脈解離を複数発症した症例は他に2例報告されています[4,5]．その原因や因果関係などは不明ですが，腹腔内臓動脈解離自体が謎の多い疾患なので，念のため短期間に繰り返す可能性にも留意した方が良いかもしれません．

本症例の振り返り

本症例では稀な下腸間膜動脈解離を発症し，さらに入院中に稀な上腸間膜動脈解離を合併しました．日常診療ではcommon diseaseや典型的なプレゼンテーションで来院することの方が多いですが，このような場合も時には遭遇します．その際に重要なのは，やはり適切な病歴聴取です．聴取すべきオープンクエスチョンには，主訴，発症形式，時間経過，場所，随伴症状，増悪・寛解因子，治療，同様のエピソードなどがあります（コラム「ゴロを覚えて効率よく病歴聴取しよう」参照）が，緊急性を判断するには発症形式が重要です．一方で，重症度や治療介入の必要性を判断するには時間経過が有用です．少なくとも悪化傾向であれば，何らかの介入が必要でしょう．

また画像を読影する際は，何となく眺めるのではなく，主訴と関係なさそうであっても種類別に撮像された全ての臓器を確認するようにしましょう（腹部であれば肝臓，胆嚢，膵臓，腎臓，血管，リンパ節，腸管，生殖器の臓器，free air，腹水の所見など）．その後に，病歴に合致するもの（今回は下腹部の臓器の穿孔や解離，破裂，塞栓など）を念入りに評価するのが良いと思います．

 うし先生からの **Take Home Message**

- 救急での初期診療では，発症形式を特に意識して病歴を聴取しよう！
- 突然発症の腹痛では消化管穿孔や血管の解離・破裂・塞栓を疑い，緊急でCT検査を行おう！

※この症例は文献3をもとに作成しております（図はオリジナル）．

文献

1) 鈴木敬麿，他．孤立性腹部内臓動脈解離の検討　本邦165既報告例を含めて．日血外会誌21：773-780，2012
2) 郷原正臣，他．突然発症の心窩部痛で来院した孤立性上腸間膜動脈解離の1例―孤立性上腸間膜動脈解離109例の検討―．J Cardiol 7：108-117，2012
3) Uehara H, et al. Sequential Multiple Visceral Artery Dissection within a Short Time, without Aortic Dissection. Ann Vasc Dis 16：214-218, 2023
4) Bonardelli S, et al. Sequential Multiple Visceral Arteries Dissections Without Aortic Involvement. Ann Vasc Surg 27：e9-13, 2013
5) Hata M, et al. Multiple visceral artery dissection without aortic dissection. Am J Emerg Med 35：373, 2017

症例リスト

1章　ケースカンファレンス（日中編）

Case1　Stanford A 型急性大動脈解離 ➡ LMT の急性心筋梗塞

Case2　ANCA 関連腎炎 ➡ 腎性高血圧＋重症大動脈弁狭窄症 ➡ 心不全

Case3　SLE ➡ 心膜炎 ➡ 心膜液貯留 ➡ 右心不全 ➡ うっ血肝＋慢性炎症 ➡ 低アルブミン血症 ➡ 全身性浮腫

Case4　皮膚動脈炎（皮膚限局型結節性多発動脈炎）

Case5　SLE ➡ Libman-Sacks 心内膜炎 ➡ 心原性脳塞栓症＋血球貪食症候群発症 ➡ 発熱・高体温

Case6　RCA 近位部の急性心筋梗塞 ➡ 完全房室ブロック

Case7　長期持続性 AF ➡ 心房性 MR＋多発性骨髄腫 ➡ 全身性 AL アミロイドーシス

Case8　再発性急性心膜炎 ➡ 収縮性心膜炎 ➡ 右心不全 ➡ うっ血肝

Case9　拡張型心筋症 ➡ 慢性心不全＋前立腺癌 ➡ 骨転移＋NOMI（疑い）

Case10　劇症肝炎

Case11　アルコール性急性膵炎＋急性心筋炎

2章　ケースカンファレンス（夜間編）

Case12　偽腔開存型 Stanford A 型大動脈解離 ➡ 血性心膜液 ➡ 新規発症 AF ➡ 両心不全

Case13　ナファゾリン中毒 ➡ 意識障害，非心原性肺水腫，中毒性の心筋障害 ➡ QT 延長 ➡ NSVT

Case14　心血管梅毒 ➡ RCA 起始部狭窄 ➡ 虚血性心疾患（ACS）➡ 急性心不全

Case15　脳室内膿瘍

Case16　胆石疝痛 ➡（狭心症疑い ➡）急性胆嚢炎＋菌血症（*Campylobacter jejuni*）

Case17　成人スチル病（皮疹より炎症が先行）➡ 慢性炎症 ➡ 食欲低下 ➡ 起立性低血圧＋熱失神

Case18　房室結節リエントリー性頻拍（AVNRT）＋変行伝導＋肢誘導の付け間違い

Case19　心臓植込みデバイス関連感染症（CIED）➡ MSSA 菌血症 ➡
感染性動脈瘤（炎）＋化膿性脊椎炎（＋病的圧迫骨折）

Case20　急性腎盂腎炎 ➡ 大腸菌菌血症 ➡ 未診断のバセドウ病の増悪 ➡ 頻脈性 AF＋甲状腺クリーゼ

Case21　冠攣縮性狭心症 ➡ 冠拡張薬の中止 ➡ 冠攣縮発作の再発に伴う AMI

Case22　徐脈頻脈症候群（＋再発性発作性 AF）＋薬剤性高 K 血症＋急性腎不全

Case23　高血圧 ➡ 良性腎硬化症，肥大型心筋症 ➡ CS1 の急性（左）心不全，甲状腺機能低下症

Case24　多発腹腔内臓動脈解離（下腸間膜動脈解離，上腸間膜動脈解離）

索引

欧文

ACP（advance care planning）
.................................67,148
ACS.................................107
　──に模倣した急性胆嚢炎......124
AMI.................................5,164
ANCA 関連腎炎.................14
AVNRT.................................140
AVRT.................................139
Cushing 現象.................171
dip and plateau.................60
discordant pattern.................60
Fitz-Hugh-Curtis 症候群.....84
HFpEF.................................59
HFrEF.................................59
IE.................................36
LEAD.................................29
MINOCA.................................84
MSSA 菌血症.................147
narrow QRS 頻拍.................140
NSVT.................................99
ORT.................................139
primary PCI.................108
SLE.................................21,36
Stanford A 型（急性）大動脈解離
.................................5,92
STEMI（ST 上昇型心筋梗塞）...108
SVT.................................139
Trousseau 症候群.................36
VT.................................139
wide QRS 頻拍.................140

あ行・か行

アミロイドーシス.................51,178
意識障害（消失）
.................93,99,117,131,171
右心不全.................................59
うっ血肝.................................59,76
拡張型心筋症.................67
下肢動脈疾患.................29
化膿性脊椎炎.................147
感染性心内膜炎.................36
感染性動脈瘤.................147
完全房室ブロック.................43
冠動脈閉塞を伴わない心筋梗塞....84

冠攣縮性狭心症.................164
急性冠症候群.................107
急性腎盂腎炎.................155
急性心筋炎.................................84
急性心筋梗塞.................5,164
急性心膜炎.................................59
急性膵炎.................................84
急性胆嚢炎.................124
狭心症.................................164
虚血性心疾患.................107
菌血症.................124,147,155
劇症肝炎.................................76
高 K 血症.................170
高血圧.................................177
甲状腺機能低下症.................177
甲状腺クリーゼ.................155
甲状腺中毒症.................155
骨転移.................................67

さ行

左心不全.................................177
糸球体腎炎.................14
失神.................127,131,171
収縮性心膜炎.................59
肢誘導の付け間違い.................139
順方向性回帰性頻拍.................139
上室頻拍.................................139
徐脈頻脈症候群.................170
心アミロイドーシス.................51,178
腎盂腎炎.................155
心筋炎.................................100
心血管梅毒.................107
心原性脳塞栓症.................36
腎硬化症.................177
心腎症候群.................14,178
腎性高血圧.................14
心臓植込みデバイス関連感染症
.................................147
心不全.......14,59,67,92,107,177
　肺炎 /──の鑑別.................100
腎不全.................................170
心房細動.................92,155,170
心房頻拍.................139
心膜液.................................92
　──貯留.................21
　──の原因.................93
心膜炎.................................21,59

髄膜炎.................................117
成人スチル病.................131
全身性 AL アミロイドーシス.....51
全身性エリテマトーデス.................21
前立腺癌.................................67

た行

大腸菌菌血症.................155
大動脈弁狭窄症.................14
たこつぼ型心筋症（症候群）.....84
多発性骨髄腫.................51
多発腹腔内臓動脈解離.................185
胆石疝痛.................124
胆嚢炎.................................124
中毒性心筋炎.................100
低 Na 血症.................18
トキシドローム.................100

な行・は行

ナファゾリン中毒.................99
脳室内膿瘍.................116
肺炎 / 心不全の鑑別.................100
肺水腫.................................99
バセドウ病.................155
非 ST 上昇型急性冠症候群.................108
非細菌性心内膜炎.................36
非持続性心室頻拍.................100
非心原性肺水腫.................99
肥大型心筋症.................177
皮膚血管炎.................29
皮膚限局型結節性多発動脈炎.........29
皮膚動脈炎.................29
非閉塞性腸管虚血.................67
腹腔内臓動脈解離.................185
不明熱.................................131
房室回帰性頻拍.................139
房室結節リエントリー性頻拍......140
発作性上室頻拍.................139

や行・ら行

薬剤性高 K 血症.................170
両心不全.................................92
良性腎硬化症.................177